虚弱高齢者の 下肢機能評価に関する研究

Frail CS-10と座位での下肢荷重力測定法の開発

京都橘大学健康科学部教授
村田 伸

学術研究出版

はじめに

　一般的に「機能」とは、相互に関連し合って全体を構成し、各要素がそれぞれ担っている固有の役割のことであり、その役割を果たすことを指しています。理学療法領域における「機能」とは、運動機能とその運動機能が果たす能力を意味します。すなわち、下肢の運動機能には関節可動域、筋力、持久力、運動の速さなどが該当し、運動能力は立ち座りや立位保持などの身体を支える機能、歩行や走行、階段昇降などの移動機能が該当します。

　理学療法の対象となる虚弱高齢者の多くが、老化や不活動により生じる骨格筋の萎縮とそれに伴う筋力低下の状態（サルコペニア）に陥っています。さらに、筋力低下と立位バランスの低下により、転倒リスクが高いことが明らかです。本書は虚弱高齢者の生活機能を重視して、「虚弱高齢者の下肢機能評価」をテーマにしています。よって本研究における下肢機能は、下肢筋力や立位バランスなどの運動機能、および立ち座りや立位保持、歩行などの動作能力に焦点を当てています。

　わが国で普及している下肢機能の客観的評価には、ハンドヘルドダイナモメーターによる膝伸展筋力の測定、30秒椅子立ち上がりテスト、歩行速度測定などがあります。ただし、これらの方法には専用の測定機器が必要であったり、その適応範囲が比較的健康度の高い高齢者に限定されます。これから人生100年時代を迎えようとしているわが国では、虚弱あるいは要介護状態の高齢者に対する、より簡便な下肢機能評価法の開発が望まれます。

　本書では、著者らが考案した「虚弱高齢者用10秒椅子立ち上がりテスト（10-sec Chair Stand test for Frail Elderly; Frail CS-10）」と市販体重計を用いて測定する「座位での下肢荷重力測定法」に関する研究を紹介しています。本文全体は11章からなっており、その中心は、著者らが2005年に発表した研究から2020年に発表した研究まで、15年間で行った17の研究を基に構成されています。その研究の多くは医療福祉専門学校緑生館、および西九州大学と京都橘大学の村田研究室で取り組んだ研究ですが、著者と共同で行ったひらまつ病院や京都博愛会病院での研究も含まれています。本書の出版にあたり、各学術誌に掲載された論文に加筆・修正を行っていますが、掲載論文の著者名や雑誌名は各研究の末尾に記載しています。

　本書で取り上げたそれぞれの研究は、西九州大学や京都橘大学における研究倫理委員会の承認を得て実施しています。また、科学研究費補助金：基盤研究B（課題番号19390573，課題番号23390527，課題番号16H05602）、科学研究費補助金：挑戦的萌芽研究（課題番号21659542，課題番号23660124）、石本記念デサントスポーツ科学振興財団学術研究助成などからの助成を受けて行われましたが、利益

相反に該当するような事項はございません。

　最後に、本研究を進めるにあたり、研究計画の立案やデータ収集、結果の分析と解釈、論文作成をともに行った村田研究室の卒業生の皆さん、ならびに共同研究者の先生方に心より感謝いたします。また、調査にご協力頂きましたひらまつ病院や京都博愛会病院の患者の皆様、ひらまつ病院デイケアセンターや通所リハビリテーションふれあいの里の利用者の方々、福岡県福智町および滋賀県野洲市に居住している高齢者の皆様、ならびに施設職員の皆様のご協力がなければ、本研究を完成することができませんでした。とくに、高齢者の方々には、笑顔で調査にご協力いただき、励ましのお言葉も多くの方々からいただきました。一人一人のお名前を書くことはできませんが、この場をお借りして感謝いたします。なお、本書は京都橘大学より学術出版助成を受けて出版されました。

　2020 年 10 月

村田　伸

目　　次

第7章　座位での下肢荷重力測定法に関する基礎研究

引用文献

第1章

序　論

第1節　本研究の背景

1. 下肢機能とは（本研究における位置づけ）

　一般的に「機能」とは、相互に関連し合って全体を構成し、各要素がそれぞれ担っている固有の役割のことであり、その役割を果たすことを指す。理学療法領域における「機能」とは、運動機能とその運動機能が果たす能力を意味する。すなわち、下肢の運動機能には関節可動域、筋力、持久力、運動の速さなどが該当し、運動能力は立ち座りや立位保持などの身体を支える機能、歩行や走行、階段昇降などの移動機能が該当する。

　本書では、「虚弱高齢者の下肢機能評価」をテーマにしていることから、虚弱高齢者の生活機能を重視する。また、虚弱高齢者の多くが、老化や不活動により生じる骨格筋の萎縮とそれに伴う筋力低下の状態（サルコペニア）に陥っている。さらに、筋力低下と立位バランスの低下により、転倒リスクが高いことが明らかである。よって本研究における下肢機能は、下肢筋力や立位バランスなどの運動機能、および立ち座りや立位保持、歩行などの動作能力に焦点を当てることとした。

2. 下肢機能評価の考え方

　下肢機能評価は、主観的な方法（観察による動作解析）と定量的な方法がある。前者は立ち上がりや歩行などの動作障害の問題点を探る時に用いられる場合が多く、後者は問題の客観的な検証や効果判定に用いられる場合が多い。

　観察による動作分析は、立ち上がりや歩行などの動作障害を質的に評価するものであり、理学療法の現場で最も普及している方法である。この動作分析により、異常な動作を引き起こす運動機能障害（例えば、関節可動域制限や筋力低下など）を見極め、評価・治療計画を立案することになる。

　ただし、理学療法士の習熟度によって動作分析の結果が変わってしまうこと、習熟していない理学療法士であれば何度も患者に動作を行わせ疲労させてしまうこと、客観性に乏しいことなどが弱点として挙げられる。なお、これら弱点に対して、動作の様子をビデオカメラで動画撮影し、それを繰り返し再生して観察する方法はあるが、それでも限界がある。

　下肢機能の定量的評価には、関節可動域測定やハンドヘルドダイナモメーターによる筋力測定が、運動機能の代表的な評価方法である。その他、椅子立ち上がりテストや歩行速度測定などが、高齢者の転倒や歩行能力との関連から一般に普及している。

3．ハンドヘルドダイナモメーターによる膝伸展筋力の測定

　ハンドヘルドダイナモメーターは、等速性筋力測定機器と比べると、簡易に筋力測定ができることから、等尺性筋力測定機器として普及している。ただし、膝伸展筋群など筋力が大きい場合や、検者による固定が不十分な場合には、その測定誤差が大きいことが指摘（奈良ら，1990）されてきた。

　2000年代に入り、ベルトでセンサーパッドを固定することにより、測定誤差を極力抑えられることが報告（加藤ら，2001）され、膝伸展筋力の測定が積極的に行われるようになった。加藤ら（2001）が紹介しているベルト固定による膝伸展筋力測定には、アニマ社製徒手筋力測定器μ Tas MF-01が使用されている。膝伸展筋力は、訓練台上で下腿を下垂させた座位姿勢をとり、訓練台の支柱に連結させたベルトを用いてセンサーパッドを下腿遠位部に固定する。また、センサーパッドのずれを防止するために、検者が前方でパッドを軽く固定する必要がある。なお、体幹は垂直位を保つよう指示し、両上肢は体幹前方で組ませて、最大努力での等尺性収縮による膝伸展筋力を計測する。後継機種（μ Tas F-1）による測定風景を図1-1に示す。

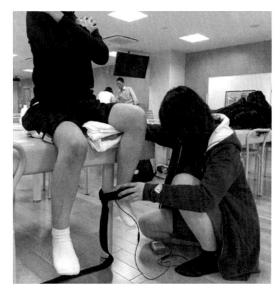

図1-1　ベルト固定による膝伸展筋力測定

4．椅子からの立ち上がり回数による下肢機能評価

　椅子からの立ち上がり回数による下肢機能評価法として、最も普及しているのは、30秒椅子立ち上がりテスト（30 second chair stand test: CS-30）である。CS-30は、30秒間に何回椅子からの立ち上がりが繰り返しできるかを評価するテストであり、高齢者の下肢筋力を簡便に評価する方法として、Jonesら（1999）により考案された。

　わが国には、中谷ら（2002）により紹介され、再現性が高く下肢筋力との関連性が確認されている（Jonesら，1999；中谷ら，2002；中原，2007）。またCS-30は、転倒予測（川端ら，2008）や排泄自立の有無（杉原ら，2007）の指標としてcut-off値が算出され、その有用性が示されている（図1-2）。

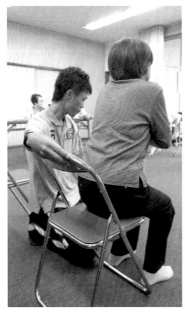 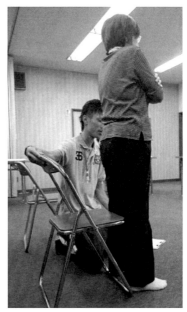

図1-2　30秒椅子立ち上がりテストの方法
両上肢は胸の前で組み、30秒間に何回立ち座り動作が行えるかを測定
する。

5. 歩行速度測定

　定量的な歩行評価として最も一般的な方法は、ストップウォッチを用いた歩行速度の計測である。歩行速度を測定する一般的な方法として、10 m 歩行速度や5 m 歩行速度などがある。なかでも 10 m 歩行速度の測定は、信頼性（Bohannon, 1997；Liston ら, 1996）や妥当性（Bohannon ら, 1995；Bohannon ら, 1992）に優れており、研究や臨床場面において幅広く活用されてきた。

　また、10 m の直線歩行路を確保できない場合や、要介護状態にある高齢者には負担が大きいなどの理由により、5 m 歩行速度の有用性も報告（新開ら, 2000；甲斐ら, 2011；牧迫飛, 2011）されている。とくに高齢者の歩行速度は、筋力や立位バランスなどの基礎的運動能力を代表し（衣笠ら, 1994；Nagasaki ら, 1995）、日常生活やうつ状態と関連しており（Buchner ら, 1996）、老研式活動能力指標（Koyano ら, 1991）で評価した生活機能を予測できる。さらに杉浦ら（1998）は、高齢者の歩行速度が将来の死亡リスクや手段的 activities of daily living（ADL）の低下と密接に関連していることを報告している。このように高齢者の歩行能力は、基礎的運動能力、生活機能、死亡リスク、手段的 ADL を予測する指標として重要な意味を持つ。

　なお、ストップウォッチを用いた歩行速度の計測方法を図 1-3 に示す。最適歩行で評価する場合は「普通に歩いてください」、最速歩行の場合は「できるだけ速く歩いてくだ

さい」と口頭で指示する。歩行区間は、歩行開始時と終了時の加速と減速を考慮し、測定区間の 3 m 手前から 3 m 奥までとし、その中間 10 m（5 m）の所要時間を測定する（図1-3）。

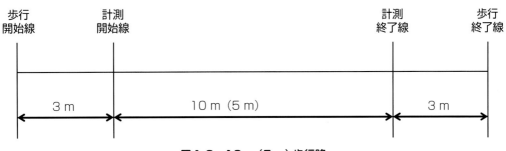

図1-3　10 m（5 m）歩行路

6．従来の下肢機能評価法の問題点

　下肢機能評価の代表例として、ハンドヘルドダイナモメーターによる膝伸展筋力の測定、CS-30、歩行速度測定を紹介した。ただし、これらの方法にはいくつかの問題点がある。

　歩行速度の測定は、歩行路とストップウォッチがあれば簡便に測定できるが、適応範囲が歩行可能な人に限られる。また、測定中の転倒事故の危険性があるため、十分な注意が必要になる。

　ハンドヘルドダイナモメーターによる膝伸展筋力の測定は、移動を伴うテストではないため転倒のリスクは回避されるが、専用の測定機器が必要であり、測定できる施設が限られてしまう。また、変形性膝関節症などにより膝痛の訴えがある人は、十分な筋力発揮ができないことから、正確な評価が困難との報告（村田ら, 2009）もある。

　CS-30 は、高齢者の下肢筋力を簡便に評価する方法として開発されたが、Jones ら（1999）や中谷ら（2002）は比較的健常な高齢者を対象としている。このCS-30 は、胸の前で腕を組むことで上肢の支持を制限した立ち上がりを課題動作としているため、要介護認定を受けるほど虚弱な高齢者には立ち上がれない者も少なくない。また、30 秒間の施行は疲労を訴え、他の身体機能評価を連続して行う事に支障を来すことが考えられる。

　このように、従来の下肢機能評価法の適応範囲は、比較的健康度の高い、少なくとも歩行が可能なレベルの高齢者に限定される方法が多い。これから人生 100 年時代を迎えようとしているわが国では、虚弱あるいは要介護状態の高齢者に対する下肢機能評価法の開発が必要不可欠である。

第2節　本研究の構成

　ここまでの序論では、本研究の背景となる下肢機能評価の考え方、および代表的な下肢機能評価法とその問題点について論じた。本研究は、2005年に「理学療法科学」に掲載された「障害高齢者の簡易下肢機能評価法；市販体重計を用いた下肢支持力の測定」から、2020年に「ヘルスプロモーション理学療法研究」に掲載された「地域在住女性高齢者における異なる立ち上がりテストと身体機能との関連」まで、15年間にわたる17の研究が基となり、以下に示す構成で展開される。

　「30秒椅子立ち上がりテスト（30 second chair stand test; CS-30）」は、高齢者の簡易下肢筋力評価法として開発された。しかしながら、CS-30は胸の前で腕を組んで立ち上がり動作を行うため、虚弱高齢者には立ち上がり難く、30秒間の施行が負担になることも少なくない。そこで著者らは、CS-30の立ち上がり方法を虚弱高齢者にも行いやすい方法に改変し、施行時間を10秒間とした「虚弱高齢者用10秒椅子立ち上がりテスト（10-sec Chair Stand test for Frail Elderly; Frail CS-10）」を考案した。

　第2章では、Frail CS-10の実施方法を紹介するとともに、要介護認定を受けた虚弱高齢者を対象に測定した測定値の再現性と妥当性について検証する。

　第3章では、パーキンソン病の典型的な身体症状が出現しているHoehn & Yahrの重症度分類；stage IIとstage IIIの外来患者を対象に、Frail CS-10の下肢機能評価としての臨床的意義を検討する。

　第4章では、脳血管疾患・パーキンソン病・胸腰椎圧迫骨折・大腿骨頸部骨折などの診断で入院加療中の患者を対象に、Frail CS-10が疾患に関係なく下肢機能評価法として有用かを検証する。さらに、病棟内での自立歩行を許可するための判定テストとして使用できるか否かを検討し、臨床的な活用方法を提案する。

　第5章では、デイサービスを利用している虚弱高齢者を対象にFrail CS-10とCS-30を併せて行い、大腿四頭筋筋力とともに各種身体機能測定値との相関分析から、デイサービス事業所で実施しやすい下肢機能評価法を検討する。さらに、自立生活を営む元気高齢者を対象にFrail CS-10とCS-30を併せて行い、上下肢・体幹の筋力、柔軟性、静的・動的立位バランスとの関連から、高齢者ヘルスプロモーション活動におけるFrail CS-10の有用性を検証する。

　Frail CS-10は、虚弱高齢者から元気高齢者まで、幅広く適応できる簡易下肢機能評価法である可能性が高い。しかしながら、立ち上がりができない、あるいは治療上体重を下肢にかけられない高齢者には実施できない。ハンドヘルドダイナモメーターによる膝伸展筋力の測定は、座位で測定できるため立ち上がりができない高齢者にも安全に実

施できる。ただし、専用の測定機器が必要であり、測定できる施設が限られてしまう。また、変形性膝関節症などにより膝痛の訴えがある人は、十分な筋力発揮ができないことが報告されている。

　そこで第 6 章では、著者らが考案した「市販体重計を用いた下肢の粗大筋力測定法；座位での下肢荷重力測定法」を紹介するとともに、介護老人保健施設に入所中の虚弱高齢者や通所リハビリテーション施設に通所している虚弱高齢者を対象に、測定値の再現性と妥当性、および性差について検証する。

　本測定法を臨床応用するためには、より基礎的な運動学的研究が必要である。第 7 章では、まず体重計を踏み込む動作時に生じる大腿部の筋活動、および踏み込み応力の動的変化を同時記録できる計測システムを作製し、座位での下肢荷重力発揮時における筋活動の特徴と適切な踏み込み時間を明らかにする。さらに、下肢筋力と座位保持能力を定量的に評価し、下肢荷重力値との関連を明らかにすることによって、下肢荷重力が示す測定値の意義について検討する。

　第 8 章では、典型的な症状を示す脳卒中片麻痺患者を対象に、麻痺側と非麻痺側毎に座位での下肢荷重力を測定し、その測定値の再現性と妥当性を検討する。また、歩行に介助を要する脳卒中片麻痺患者を対象に、座位での下肢荷重力測定時における非麻痺側の大腿部と下腿部の筋活動の特徴を検証する。さらに、脳卒中片麻痺患者における座位での下肢荷重力と立ち上がり・立位保持・歩行能力との関連を明らかにし、座位での下肢荷重力測定法の有用性と限界を検討する。

　第 9 章では、この座位での下肢荷重力測定法をトレーニングに応用した「簡易下肢・体幹トレーニング法」が、虚弱高齢者の身体機能に及ぼす効果を検証する。トレーニングの介入は、1 日 15 分間の運動（体重計を垂直方向に 5 秒間踏みつける運動を左右交互に繰り返す）を週 3 日の頻度で 12 週間実施する。なお本研究は、性別と年齢による層別化無作為割付法を用いて、介入群と統制群に対象者を分類して科学的に検証する。

　第 10 章では、第 2 章から第 9 章までの結果を受けて、「虚弱高齢者の下肢機能評価に関する研究」の現状と課題、今後の展望について総合的考察を述べる。

第2章

虚弱高齢者用10秒椅子立ち上がりテスト（Frail CS-10）の開発

第1節　虚弱高齢者用10秒椅子立ち上がり テストの再現性と妥当性の検討

　わが国では高齢者数の急増を背景に、高齢者の健康増進や介護予防に対する関心が高く、新予防給付や地域支援事業などの各自治体での活動に、リハビリテーション従事者が積極的に参画している（大渕, 2006）。リハビリテーション従事者の主要な役割の一つは、運動プログラムの立案やその効果判定であろう。高齢者の要介護状態を引き起こす要因として、加齢や疾病による筋力低下があげられ、パワーリハビリテーションなどの筋力増強プログラムが実施されることが多い（竹内, 2008）。加齢による筋力低下は、上肢より下肢に生じやすい（Brooks ら, 1994）。下肢筋力の低下は、立位バランスの低下や歩行能力の低下を引き起こすため（佐藤ら, 1999；Rantanen ら, 2001）、下肢筋力を簡便に評価することは、高齢者の効果的な介護予防プログラムを考える上で重要な課題である。

　近年、高齢者の下肢筋力を簡便に評価する方法として、30秒間に何回椅子からの立ち上がりができるかを評価する30秒椅子立ち上がりテスト（30-sec Chair Stand test; CS-30）が注目されている（Jones ら, 1999；中谷ら, 2002；曽我ら, 2008；信太ら, 2007）。CS-30 は、Jones ら（1999）により考案され、中谷ら（2002）によりわが国に普及したテスト法である。これまでの報告では、CS-30 は高齢者の下肢伸展筋力と高い相関（Jones ら, 1999）を示し、大腿四頭筋筋力とも中程度の相関が確認（中谷ら, 2002）されている。さらに、大腿骨頸部骨折術後患者（曽我ら, 2008）や脳卒中片麻痺患者（信太ら, 2007）の最速歩行速度との有意な相関が報告されている。

　ただし、Jones ら（1999）や中谷ら（2002）が報告している CS-30 は、胸の前で腕を組むことで上肢の支持を制限した立ち上がりを課題動作としているため、要介護認定を受けるほど虚弱な高齢者には立ち上がれない者も少なくない。また、30秒の施行では疲労を訴え、他の身体機能評価を連続して行う事に支障を来すことを多く経験する。

　そこで著者らは、従来の CS-30 における立ち上がり方法に修正を加え、虚弱高齢者にも行いやすい方法で、施行時間を10秒間とした「虚弱高齢者用10秒椅子立ち上がりテスト（10-sec Chair Stand test for Frail Elderly; Frail CS-10）」を考案した。本研究では、その測定方法を紹介するとともに、Frail CS-10 の再現性と基準関連妥当性について検討した。

1．対象と方法

①　対　象

　対象は、2箇所の通所リハビリテーション施設に通所している虚弱高齢者であり、研究参加の同意が得られること、重度の認知症が認められない（Mini-Mental State Examination; MMSE で 20 点以上）こと、本研究で行うすべての測定が行えることの条件を満たした 65 歳以上の高齢者のなかから、乱数表を用いて無作為抽出された 60 名（男性 30 名、女性 30 名）である。対象者の年齢と体重はそれぞれ 78.4 ± 8.5 歳、56.7 ± 12.3 kg（平均±標準偏差）であり、要介護認定区分は要支援 1 および 2 が 48 名、要介護 1 が 12 名であった。なお、対象者には研究の目的や方法を十分に説明し、書面にて同意を得て行った。

②　Frail CS-10 の測定方法

　Frail CS-10 は、Jones ら（1999）により考案された CS-30 を参考に、虚弱高齢者用に修正して行った。CS-30 では、椅子座位で両上肢を組み、30 秒間に何回立ち上がりを繰り返すことができるかを評価する。本研究では、測定時間を 10 秒間に短縮し、高さ 40 cm の肘掛けのないパイプ椅子を使用して、両上肢を膝の上に置いた状態からの立ち上がり回数を測定した。「はじめ」の合図と同時に、開始肢位から立ち上がりを開始し、直立姿勢まで立った後、直ぐに着座する動作を 1 回として 10 秒間繰り返した（図 2-1）。ただし、立ち上がり途中で 10 秒経過した場合はカウントしなかった。測定は 2 回行い、その最大値を分析に用いたが、疲労を考慮し、1 回目と 2 回目の間に 2 分から 3 分間の休息を取った。なお、測定前に検者による十分な方法

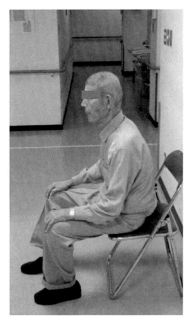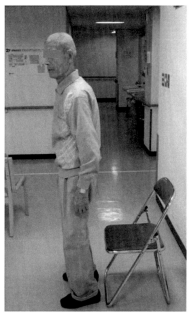

図2-1　Frail CS-10の方法
両上肢は膝の上に置き、10秒間に行える立ち座り回数をカウントする。

の説明とデモンストレーションを行った後測定を開始し、測定は安全面を考慮し、検者の監視下で実施した。

③　その他の測定方法

測定は Frail CS-10 の他、握力、大腿四頭筋筋力、歩行速度、Timed up & go test（TUG）を実施した。

握力の測定には、デジタル式握力計（竹井機器工業製）を使用した。測定姿位は立位で、左右の上肢を体側に垂らした状態で最大握力を左右とも2回測定し、その最大値の合計を握力値（kg）とし、体重比百分率（%）に換算して分析した。

大腿四頭筋筋力は、ハンドヘルドダイナモメーター（アニマ社製等尺性筋力測定装置 μ Tas F-1）を用い、被験者を座位、膝関節90度屈曲位として左右を2回測定し、その最大値（kg）の合計を採用し、体重比百分率（%）に換算して分析した。

歩行速度は、平地11mを最速歩行してもらい、中間の5mを測定区間として所要時間をデジタルストップウォッチで計測した（Miyabara ら，2008）。測定は2回連続して行い、その最速値（m/sec）を代表値とした。

TUG は、高さ40cmの肘掛けのないパイプ椅子に腰掛けた姿勢から、立ち上がって3m前方のポールを回って着座するまでの時間をデジタルストップウォッチで計測した。測定は2回連続して行い、その最短時間（sec）を代表値とした。原法（Podsiadlo ら，1991）では「楽な速さ」で歩行するが、本研究では最大努力で行ってもらい、測定時の心理状態や教示の解釈の違いによる影響（島田ら，2006）を排除した。

④　統計学的解析法

統計処理は、Frail CS-10 の再現性について、1回目と2回目の測定値から級内相関係数（Intraclass correlation coefficient; ICC）を求めて検討した。Frail CS-10 の妥当性は、対象者の Frail CS-10 と上下肢筋力および歩行能力との関連について、性別にピアソンの相関係数を求めて検討した。

2．結　果

対象者60名の Frail CS-10 は、1回目が平均 3.4 ± 1.6 回（最低1回、最高8回）、2回目が平均 3.3 ± 1.8 回（最低1回、最高8回）であり、ICC は 0.957（95% confidence interval: 0.848-0.984）であった。

各測定値の平均と標準偏差を男女別に表 2-1 に示す。Frail CS-10 と有意な相関が認められたのは、男女ともに大腿四頭筋筋力（男性 r=0.50、p<0.01；女性 r=0.47、p<0.01）、歩行速度（男性 r=0.83、p<0.01；女性 r=0.62、p<0.01）、TUG（男性 r=-

0.73、p<0.01；女性 r=-0.68、p<0.01）であった。一方、握力とは男女ともに有意な相関は認められなかった（表2-2・2-3）。

表2-1　各測定値の平均値と標準偏差

	全体 n＝60	男性 n＝30	女性 n＝30
Frail CS-10（回）	3.4±1.6	3.4±1.7	3.3±1.5
握力（%）	67.3±21.1	77.8±18.8	57.9±18.7
大腿四頭筋筋力（%）	65.7±16.9	73.1±16.5	58.3±13.9
歩行速度（m/sec）	0.8±0.4	0.9±0.4	0.8±0.3
TUG（sec）	15.1±6.6	15.0±7.4	15.2±5.9

表2-2　各測定値の相関分析（男性30名）

	Frail CS-10	握力	大腿四頭筋筋力	歩行速度
握力	0.25			
大腿四頭筋筋力	0.50**	0.38*		
歩行速度	0.83**	0.13	0.46**	
TUG	-0.73**	-0.27	-0.40*	-0.85**

**p>0.01、*p<0.05

表2-3　各測定値の相関分析（女性30名）

	Frail CS-10	握力	大腿四頭筋筋力	歩行速度
握力	0.29			
大腿四頭筋筋力	0.47**	0.37*		
歩行速度	0.62**	0.31	0.46**	
TUG	-0.68**	-0.24	-0.32	-0.90**

**p>0.01、*p<0.05

3．考　察

　本研究は、CS-30 を虚弱高齢者用に修正した Frail CS-10 の再現性と妥当性について、虚弱高齢者の下肢筋力や歩行能力との関連性、ならびにテスト－再テスト法により検討した。その結果、Frail CS-10 の再現性は極めて高く、下肢筋力の指標とした大腿四頭筋筋力、歩行能力および立位バランス能力の指標とした歩行速度や TUG との間に、男女ともに有意な相関が認められ、Frail CS-10 の基準関連妥当性が確認された。

　評価法の再現性の検討は、同一条件で同一テストを 2 回実施して、その測定誤差の少なさから評価されることが多い（対馬，2007）。対馬（2007）は、ICC が 0.7 以上であれば、その測定値の信頼性は高いとしている。また、CS-30 における再現性について、Jones ら（1999）は 0.84 ～ 0.92、中谷ら（2002）は 0.84 ～ 0.88 であったと報告している。本研究でもテスト－再テスト法により再現性を検討したが、ICC が 0.957 という極めて高い再現性が示された。このことから、本研究の Frail CS-10 は、虚弱高齢者を対象に立ち上がり方法と施行時間を修正しても、先行研究以上の再現性に優れたテスト法であることが確認された。

　Frail CS-10 が虚弱高齢者の下肢筋力を評価するテストとして妥当であるか否かについて、大腿四頭筋筋力との相関分析により検討したが、男女ともに中程度の相関を認めた。この結果は、中谷ら（2002）が調査した健常高齢者 182 名における CS-30 と大腿四頭筋筋力との相関係数（男性：0.44、女性 0.52）と近似した値を示した。また Newcomer ら（1993）は、椅子から 10 回立ち上がれる時間と大腿四頭筋筋力との関連を調査し、やはり中程度の相関があったことを報告している。これらのことから、Frail CS-10 は CS-30 と同程度に大腿四頭筋筋力を反映するテスト法であることが示唆された。ただし、Jones ら（1999）はレッグプレスを用いて総合的な下肢伸展筋力を評価し、CS-30 との相関分析を行ったところ、高い相関（r=0.71）があることを報告している。立ち上がり動作には、大腿四頭筋筋力（Hughes ら，1996）のみならず大殿筋（Flanagan ら，2003）やハムストリングス（Lieber，1990）の関与が指摘されている。矢倉ら（2005）は、CS-30 と下肢筋力（大腿四頭筋筋力、大殿筋、ハムストリングス）には、いずれも中程度の相関があることを確認している。本研究において、Frail CS-10 と大腿四頭筋筋力との相関が中程度に止まったのは、立ち上がり動作に関与するのは膝の伸展筋のみならず、膝屈筋や股関節周囲筋も関与し、本研究がその一部の筋力を検討したに過ぎなかったためと推察した。

　一方、Frail CS-10 と歩行速度との間には高い相関が男女ともに認められた。高齢者の日常生活活動（Activities of daily living; ADL）のなかでも、歩行能力の低下は老年期初期から生じやすい（芳賀ら，1988）。この歩行能力の低下は、彼らの生活範囲を制限し、Quality of life を低下させてしまう（新開ら，1999）。よって、高齢者の歩行能力や

その関連要因を評価することは、理学療法を行う上でとくに重要であろう。歩行能力を簡便に評価する方法として、歩行速度の計測が最も頻繁に行われており、歩行速度と下肢筋力との関連についてはすでに明らかである（Rantanen ら，2001；Rantanen ら，1997）。今回の結果から、Frail CS-10 は虚弱高齢者の歩行能力を反映する指標となり得ることが確認された。

　また、Frail CS-10 は TUG とも高い相関が認められた。TUG は、高齢者のバランス能力の評価法として開発（Podsiadlo ら，1991）され、その信頼性と妥当性が繰り返し報告されている（島田ら，2006）。今回、Frail CS-10 と TUG との間に有意な相関が認められたことから、Frail CS-10 は下肢筋力のみならず、バランス能力の評価としても使用できる可能性が示された。なお、大腿四頭筋筋力と歩行速度との相関は男女ともに中程度（0.46）であり、TUG とも弱い相関（-0.32 ～ -0.40）が認められるに止まった。これらのことから、Frail CS-10 は単独の下肢筋力を計測するより、下肢機能を総合的に評価できる指標なのかもしれない。

　これらの知見から、Frail CS-10 は再現性に優れ、虚弱高齢者の下肢筋力のみならず、歩行能力やバランス能力をも反映する簡便なテスト法であることが確認された。また、CS-30 に関する先行研究の結果から、Frail CS-10 は健常高齢者に用いる CS-30 と同程度に、虚弱高齢者の下肢機能を評価できる指標であることが示唆された。ただし、本研究では CS-30 との比較を行っていない。今後は、CS-30 を併せて評価し、CS-30 との相違点や Frail CS-10 の利点と欠点を明確にし、本評価法の適応基準を明らかにすることが課題である。

　なお、本研究の内容は「村田　伸，大田尾浩，堀江　淳・他：虚弱高齢者用 10 椅子立ち上がりテスト（Frail CS-10）の再現性と妥当性の検討．総合リハビリテーション，2010，38（12）：1183-1187」に掲載された論文に加筆・修正を加えたものである。

第2節　Frail CS-10とADLとの関連

　2000年から実施された介護保険制度は、その制度上の問題点や課題が検討され、これまでにいくつかの修正が行われてきた。2006年の介護保険法の改正では、予防重視型システムへの変換が図られ、各自治体により介護予防事業が積極的に行われるようになった。なかでも、虚弱高齢者や要介護高齢者に対する筋力増強運動などの積極的な運動介入が実施され、その効果を簡便に判定できる方法が検討されてきた。

　近年、高齢者の下肢筋力を簡便に評価する方法として、30秒間に何回椅子からの立ち上がりができるかを評価する30秒椅子立ち上がりテスト（30-sec Chair Stand test; CS-30）（Jonesら, 1999；中谷ら, 2002；中谷ら, 2003）が行われるようになった。CS-30は、Jonesら（1999）により考案され、中谷ら（2002; 2003）によりわが国に普及したテスト法である。ただし、Jonesら（1999）や中谷ら（2002）が報告しているCS-30は、胸の前で腕を組むことで上肢の支持を制限した立ち上がりを課題動作としているため、要介護認定を受けるほど虚弱な高齢者には立ち上がれない者も少なくない。また、30秒の施行では疲労を訴え、他の身体機能評価を連続して行う事に支障を来すことが多い。

　著者らは、従来のCS-30における立ち上がり方法に修正を加え、虚弱高齢者にも行いやすい方法で、施行時間を10秒間とした「虚弱高齢者用10秒椅子立ち上がりテスト（10-sec Chair Stand test for Frail Elderly; Frail CS-10）」を考案し、その有用性について、下肢筋力や歩行能力との関連性から検討した。その結果、Frail CS-10は大腿四頭筋筋力や歩行速度、Timed up & go testとの間に、男女ともに有意な相関が認められ、虚弱高齢者の下肢筋力のみならず、歩行能力やバランス能力をも反映する簡便なテスト法であることを報告（村田ら, 2010）した。しかしながら、先行研究では下肢筋力やバランス能力、歩行能力などの一部機能との関連を検討したに過ぎず、虚弱高齢者の日常生活活動（Activity of daily living; ADL）との関連については検討されてはいない。

　そこで本研究では、虚弱高齢者を対象に、Frail CS-10と下肢機能の代表値として測定されることの多い大腿四頭筋筋力を測定し、ADLの評価尺度である機能的自立度評価法（functional independence measure; FIM）との関連について検討した。

1．対象と方法

①　対　象

　対象は、3ヶ所の通所リハビリテーション施設に通所している159名（男性65名、女性94名）の虚弱、もしくは軽度要介護高齢者とした。年齢と体重はそれぞれ男性が76.3 ± 8.1歳、60.9 ± 9.8 kg、女性が80.0 ± 9.0歳、47.2 ± 10.2 kg（平均±標準偏差）であった。これら対象者は、本研究への参加の同意が得られること、重度の認知症が認められない（Mini-Mental State Examination; MMSEで20点以上）ことの条件を満たした。なお、対象者には研究の目的や方法を十分に説明し、同意を得て行った。

②　測定方法

　Frail CS-10は、Jonesら（1999）により考案されたCS-30を参考に、著者ら（2010）が虚弱高齢者用に修正したものを用いた。Jonesら（1999）の原法では、椅子座位で両上肢を組み、30秒間に何回立ち上がりを繰り返すことができるかを評価する。本研究では、測定時間を10秒間とし、両上肢を膝の上に置いた状態からの立ち上がり回数を測定した。「はじめ」の合図と同時に、開始肢位から立ち上がりを開始し、直立姿勢まで立った後、直ぐに着座する動作を1回として10秒間繰り返した。ただし、立ち上がり途中で10秒経過した場合はカウントしなかった。なお、椅子は高さ40 cmの肘掛けのないパイプ椅子を使用した。

　大腿四頭筋筋力の測定には、ハンドヘルドダイナモメーター（アニマ社製等尺性筋力測定装置 μ Tas F-1）を用いた。測定は加藤ら（2001）の方法に従い、被験者を座位、膝関節90度屈曲位とし、ハンドヘルドダイナモメーターのセンサーパッドを下腿遠位部に設置して測定した。なお、再現性を高めるためにセンサーパッドをベルトで固定し、測定時に臀部が治療台から浮かないように留意した。測定は左右を2回行い、その最大値（kg）の合計を採用し、体重比百分率（％）に換算して分析した。

　ADL能力の評価は、実際の臨床場面や研究で最も使用頻度が高い（辻ら，1996）とされるFIMを用いて評価した。FIMは、運動に関する13項目と認知に関する5項目の計18項目から構成されるが、本研究では運動に関する13項目（FIM motor sub scores: FIM-M）（辻ら，1996；Grangerら，1993）を評価した。FIM-Mはセルフケア6項目（得点範囲：6～42点）、排泄管理2項目（得点範囲：2～14点）、移乗3項目（得点範囲：3～21点）、移動2項目（得点範囲：2～14点）の4つの下位項目に分類され、その合計得点範囲は13～91点である。なお、FIM得点の判定は、経験のある看護師が対象者から面接聞き取り調査方式で行い、その結果に矛盾がないかを担当の理学療法士または作業療法士が確認した。さらに、疑わしい判定については家族に問い合わせて確認した。

③　統計学的解析法

統計処理は、対象者の Frail CS-10 と大腿四頭筋筋力について、FIM-M ならびに FIM-M 下位項目との関連をスピアマンの順位相関係数を用いて性別に検討した。なお、統計解析には SAS 社製 StatView5.0 を用い、有意水準を 5% とした。

2．結　果

各測定項目の中央値（最小－最大値）を表 2-4 に、Frail CS-10 および大腿四頭筋筋力と FIM-M ならびに FIM-M 下位項目との相関係数を男女別に表 2-5 に示した。Frail CS-10 と FIM-M（男性 r=0.61、女性 r=0.60）、セルフケア（男性 r=0.61、女性 r=0.59）、排泄管理（男性 r=0.28、女性 r=0.27）、移乗（男性 r=0.43、女性 r=0.56）、移動（男性 r=0.60、女性 r=0.48）に有意な正の相関が認められた。同様に、大腿四頭筋筋力と FIM-M（男性 r=0.45、女性 r=0.38）、セルフケア（男性 r=0.43、女性 r=0.40）、排泄管理（男性 r=0.25、女性 r=0.24）、移乗（男性 r=0.35、女性 r=0.31）、移動（男性 r=0.43、女性 r=0.27）に有意な正の相関が認められた（表 2-5）。

表2-4　各測定値の中央値（最小－最大値）

	全体 n=159	男性 n=65	女性 n=94
Frail CS-10（回）	3（0－8）	3（0－8）	2（0－7）
大腿四頭筋筋力（%）	58.9（22.6－110.7）	71.5（23.6－110.7）	52.8（22.6－84.2）
FIM-M（点）	82（16－91）	83（16－91）	82（26－91）
セルフケア（点）	39（15－42）	39（16－42）	39（15－42）
排泄管理（点）	14（3－14）	14（4－14）	14（3－14）
移乗（点）	19（6－21）	19（7－21）	19（6－21）
移動（点）	12（3－14）	12（4－14）	12（3－14）

表2-5　各測定値の相関係数

	男性 (n=65)		女性 (n=94)	
	Frail CS-10	大腿四頭筋筋力	Frail CS-10	大腿四頭筋筋力
FIM-M	0.61**	0.45**	0.60**	0.38**
セルフケア	0.61**	0.43**	0.59**	0.40**
排泄管理	0.28*	0.25*	0.27**	0.24*
移乗	0.43**	0.35**	0.56**	0.31**
移動	0.60**	0.43**	0.48**	0.27**

**p<0.01

3. 考　察

　本研究は、Frail CS-10と大腿四頭筋筋力を測定し、ADL能力（FIM-M）との関連を検討した。その結果、Frail CS-10と大腿四頭筋筋力は、男女ともに今回測定したFIM-MならびにすべてのFIM-M下位項目と有意な相関が認められた。ただし、その相関係数から関連の強さを判断すると、すべての項目でFrail CS-10の方が大腿四頭筋筋力よりも関連が強かった。これらの結果から、下肢機能の代表値として用いられる大腿四頭筋筋力よりも、Frail CS-10の方が虚弱高齢者のADL能力とより関連することが示唆された。

　下肢の最も重要な機能は、身体を支える支持機能であることは言うまでもない。歩行能力を中心とした起居移動動作と大腿四頭筋筋力との関連については、高齢者や脳卒中片麻痺患者を対象とした研究（池添ら，1997；佐直ら，1993；江西ら，1992；西島ら，2004）から確認されている。池添ら（1997）は、養護老人ホーム利用高齢者35名を対象に歩行、階段昇降、入浴動作、トイレ動作、車椅子からベッドへの移乗動作、それぞれの起居移動動作の自立には、相関分析ならびにカットオフ分析により大腿四頭筋筋力が目安となることを見出し、下肢機能評価としての大腿四頭筋筋力測定の重要性を述べている。また佐直ら（1993）は、脳卒中片麻痺患者の立位バランスと大腿四頭筋筋力との間に有意な相関関係があることを報告し、江西ら（1992）や西島ら（2004）は、大腿四頭筋筋力と歩行速度との有意な相関関係を報告している。本研究においても、虚弱高齢者の大腿四頭筋筋力は、男女を問わずADL能力と有意な相関が認められ、先行研究と矛盾しない。ただし、その相関係数はFrail CS-10に比べるといずれも低かった。この理由について本研究では明らかにできないが、本研究で検討したFIM-Mは、食事や更

衣動作およびトイレ動作などのセルフケア、ベッドやトイレなどの移乗動作、歩行や階段昇降などの移動動作、排便と排尿の排泄管理から構成され、排泄管理以外の動作には上下肢機能ならびに体幹機能が要求される。よって、大腿四頭筋筋力の測定はその一部の機能を検討したに過ぎなかったためと推察した。

　一方、Frail CS-10は立ち上がり動作を繰り返し行うものであるが、この立ち上がり動作には、大腿四頭筋筋力（Hughesら，1996）のみならず大殿筋（Flanaganら，2003）やハムストリングス（Lieber，1990）の関与が指摘されている。矢倉ら（2005）は、CS-30と下肢筋力（大腿四頭筋筋力、大殿筋、ハムストリングス）には、いずれも中程度の相関があることを確認している。なお、本研究では虚弱高齢者でも立ち上がり易いよう、両上肢を膝の上に置いた状態から立ち上がりを開始させることにより、上肢の支持を許可した。このことにより、上肢機能も本研究における立ち上がり回数に関与するものと考えられ、FIM-Mにおける移乗や移動動作のみならずセルフケアとも中程度の相関が認められたものと推察した。ただし、Frail CS-10と排泄管理との相関は男女ともに弱い相関に止まった。FIM-Mにおける排泄管理とはトイレ動作のような身体活動ではなく、尿意や便意の有無、失禁などを評価する項目であり、下肢や上肢の機能を必要としない。このため、Frail CS-10と排泄管理との相関が低かったものと考えられた。

　これらの知見より、下肢機能の代表値として用いられている大腿四頭筋筋力よりもFrail CS-10の方が、男女ともに虚弱高齢者のADL能力とより関連することが示唆された。高齢者の下肢機能の低下はADLを制限し、さらには生活の質（Quality of Life; QOL）に悪影響を及ぼすことは言うまでもない。虚弱高齢者の理学療法を行う場合、下肢機能の状態を定量的にモニターし、日常の定性的な変化に早期からアプローチすることは、QOLの維持・向上に向けて極めて重要である。本研究におけるFrail CS-10は特別な装置を必要とせず、虚弱高齢者にも簡易に行える点が有用であろう。

　なお、本研究の内容は「村田　伸，大田尾浩，村田　潤・他：虚弱高齢者用10椅子立ち上がりテスト（Frail CS-10）とADLとの関連．理学療法科学，2011, 26(1): 101-104」に掲載された論文に加筆・修正を加えたものである。

第3章

Frail CS-10 の疾患への応用

第1節　パーキンソン病患者における Frail CS-10の有用性の検討

　パーキンソン病は、罹患者数が平成20年に約14万人（厚生労働省, 2008）と、中枢神経疾患のなかでも患者数が多い疾患である。また、大多数の患者の年齢は65歳以上であり（柳澤, 2011）、さらに加齢による筋の萎縮や変形性関節症などの形態学的な変化も加わることから、身体機能の低下が無視できない問題であることは容易に想像できる。そのため、パーキンソン病患者に対する身体機能の維持は、介護予防の観点から重要な課題となっている。この患者の転倒要因は多因子にわたるが、姿勢保持障害やすくみ足を呈する患者は転倒リスクが高いと指摘（千田ら, 2011）されている。身体機能の一つとして下肢機能の維持は不可欠であり、安全かつ簡便に下肢機能を評価することの重要性が増している。

　立位バランスや歩行といった下肢機能は、下肢の筋力が関わっていることが既に報告（佐藤ら, 2004；小野ら, 2001；西島ら, 2004）されている。高齢者の下肢筋力を簡便に評価する方法として、椅子からの立ち上がり動作で評価する方法が一般化している。例えば、一定時間内に実施できる立ち上がり回数を測定する「時間法」と、特定の回数（5回：天野ら, 2011；角田ら, 2010, あるいは10回：黒瀬ら, 2009）を行うためにかかる時間を測定する「回数法」がある。

　ただし回数法では、立ち上がり動作に時間を要し、実施時間が長くなる事例が少なくない。そこでわが国で最も普及しているのは、30秒椅子立ち上がりテスト（30-sec Chair stand test: CS-30）（Jonesら, 1999；中谷ら, 2002）であろう。CS-30は、30秒間の間に何回椅子から立ち上がれるかを評価する方法で、Jonesら（1999）により考案され、中谷ら（2002）により本邦へ紹介された。CS-30は、上肢の支持を制限した立ち上がり動作を課題動作としているため、虚弱な者や障害を有する場合には実施できないことも少なくない。

　そこで、著者らはCS-30に修正を加え、虚弱高齢者の下肢筋力を評価する方法として、虚弱高齢者用10秒椅子立ち上がりテスト（10-sec chair stand test for frail elderly: Frail CS-10）を考案した（村田ら, 2010；村田ら, 2011）。Frail CS-10は再現性に優れ（村田ら, 2010）、下肢筋力のみならず歩行能力やバランス能力を捉えることができる評価法であることがすでに報告（村田ら, 2010）されている。さらに、Frail CS-10は、従来から下肢筋力の代表的な指標として用いられている大腿四頭筋筋力よりも虚弱高齢者の日常生活活動（Activity of daily living: ADL）との関連性が強いことが確認されている（村田ら, 2011）。

　本研究では、Frail CS-10がパーキンソン病患者に応用可能か否かを検討するために、Frail CS-10と従来から下肢筋力の代表的な指標として採用されている大腿四頭筋筋力を測定し、下肢機能との相関分析によってFrail CS-10の基準関連妥当性を検討した。

1．対象と方法

①　対　象

　A病院に外来通院中のパーキンソン病患者21名（男性7名、女性14名、平均年齢71歳）を対象とした。その内訳は、Hoehn & Yahrの重症度分類によるstage IIが4名、stage IIIが17名で、確定診断を受けた時点から判断された発症からの期間は、平均6（1〜15）年であった。倫理的配慮として本研究はヘルシンキ宣言に従った。対象者には研究の趣旨と内容を十分に説明し、同意を得たうえで測定を開始した。また、研究の参加は自由意思であること、参加しない場合や中止をしても現在受けている医療行為に対して不利益がないことを説明した。個人情報保護の遵守を伝え、データ管理を厳重に行った。

②　方　法

　まず、下肢筋力の評価指標として、Frail CS-10（村田ら，2010；村田ら，2011）の回数と大腿四頭筋筋力を測定した。つぎに、重心動揺計による外周面積と総軌跡長、Timed up & go test（TUG）（岡持ら，2005）の所要時間、5m歩行時間、10m障害物歩行時間（文部科学省，2000）を以下のように定義し測定した。さらに、ADLを機能的自立度評価法（Functional independence measure: FIM）（慶應義塾大学医学部リハビリテーション医学教室，1991）で測定した。

　Frail CS-10は、高さ40cmの肘掛けのない椅子に座位姿勢となり、両上肢を膝の上に置いた状態を開始肢位とし、上肢の使用を許可した。「はじめ」の合図により開始肢位から立ち上がりを行い、直立姿勢まで立った後、すぐに着座する動作を1回とし、10秒の間に行えた立ち上がり回数を測定した。なお、立ち上がり途中で10秒経過した場合は、測定回数に含めなかった。この測定を2回行い、最大値（回）を分析に用いる代表値とした。

　大腿四頭筋筋力の測定には、ハンドヘルドダイナモメーター（アニマ社製等尺性筋力測定装置μTas F-1）を用いた。被検者をプラットホーム上で端座位、膝関節90度屈曲位とさせた。つぎに、パッドを下腿遠位部に設置した上で、この測定装置をベルトで固定し、測定時に臀部が治療台から浮かないように留意した。最大等尺性収縮筋力を左右ともに2回測定し、そのうちの最大値を分析に用いる代表値として採用し、体重比百分率（%）に換算した。

重心動揺（外周面積と総軌跡長）は、重心動揺計（アニマ社製グラビコーダ GS-7）を用いて評価した。対象者の歩幅は肩幅程度とし、開眼静止立位を 30 秒間保持した。その際、2 m 先にあるマーカーを見るように伝えた。測定は 2 回行い、外周面積（cm^2）、総軌跡長（cm）はともに最小値を分析に用いる代表値として採用した。

TUG は、高さ 40 cm の肘掛けのない椅子に腰掛けた姿勢から、開始の合図で歩き出し、3 m 前方に配置したポールを回って着座するまでの時間をストップウォッチで測定した。測定は 2 回行い、その最速値（秒）を分析に用いる代表値とした。なお、本研究では最速歩行で行うように説明した。

5 m 歩行時間は、平地 5 m の最速歩行の所要時間をストップウォッチで測定した。なお、歩行開始と終了時の加速と減速を考慮し、測定区間の前後に予備区間を 3 m として計 11 m を歩行区間とした。測定は 2 回行い、その最短値（秒）を分析に用いる代表値とした。

10 m 障害物歩行時間は、新体力テストの方法に準じた。ウレタン製の障害物を 10 m の間に 2 m 間隔で配置し、開始の合図で歩き出し、6 個の障害物を跨ぎ越してゴールするまでの所要時間を測定した。測定は 2 回行い、その最短値（秒）を分析に用いる代表値とした。

FIM は、運動項目 13 項目、認知項目 5 項目の計 18 項目により構成されるが、本研究では運動項目の合計点（FIM motor score: FIM-M、13 〜 91 点）を評価対象とした。なお、FIM 得点の判定は、経験のある理学療法士が対象者から面接聞き取り方式で行い、その結果に矛盾がないかどうかを担当の理学療法士、または作業療法士が確認した。さらに、疑わしい判定については家族に問い合わせて確認した。

③　統計学的解析法

統計学的分析方法は、Frail CS-10 および大腿四頭筋筋力の測定値と、外周面積、総軌跡長、TUG、5 m 歩行時間、10 m 障害物歩行時間、FIM-M との関連をピアソンの相関係数を求めて検討した。なお、統計解析には SPSS19.0（IBM 社製）を用い、有意水準は 5% とした。

2．結　果

対象者の各測定値の平均と標準偏差を表 3-1 に示す。パーキンソン病患者の下肢機能とバランス機能、歩行および ADL との関連を分析した結果、Frail CS-10 と有意な相関が認められたのは、TUG、10 m 障害物歩行時間、FIM-M であった。なお、大腿四頭筋筋力と有意な相関を示した項目はなかった（表 3-2）。

表3-1　各測定値の平均と標準偏差（n=21）

	平均	標準偏差
Frail CS-10（回）	4.0	1.7
大腿四頭筋筋力体重比（%）	36.3	13.1
外周面積（cm²）	3.1	1.8
総軌跡長（cm）	50.4	17.3
TUG（秒）	11.5	4.1
5ｍ歩行時間（秒）	3.8	1.5
10ｍ障害物歩行時間（秒）	12.8	6.1
FIM-M（点）	83.1	8.1

表3-2　各測定項目間の相関分析（n=21）

	Frail CS-10（回）	大腿四頭筋筋力体重比（%）
外周面積（cm²）	0.14	0.33
総軌跡長（cm）	0.23	-0.18
TUG（秒）	-0.52*	-0.22
5ｍ歩行時間（秒）	-0.39	-0.23
10ｍ障害物歩行時間（秒）	-0.54*	-0.15
FIM-M（点）	0.51*	0.38

３．考　察

　本研究は、パーキンソン病患者の下肢機能評価としてFrail CS-10が有用であるかについて検討した。その結果、Frail CS-10はTUG、10ｍ障害物歩行時間およびFIM-Mとの間に有意な相関が認められた。一方、大腿四頭筋筋力は、すべての身体機能との間に有意な相関は認められなかった。

　パーキンソン病患者に行ったFrail CS-10は、対象者のTUGおよび10ｍ障害物歩行との間に中程度の相関が認められた。すなわち、椅子より立ち上がれる回数が多いパーキンソン病患者ほど、TUGや10ｍ障害物歩行時間に要する時間が短いという関係が確認された。TUGは、高齢者の動的バランスの評価ならびに応用歩行能力の評価

法として、多くの先行研究で汎用されている（佐藤ら，2004；中谷ら，2008）。例えば、TUG は健常な地域高齢者の片脚立ち保持時間や Functional reach test と有意な相関（佐藤ら，2004）が、平地歩行や応用歩行能力および 30 秒椅子立ち上がりテストと中程度の相関（中谷ら，2008）が確認されている。また、10 m 障害物歩行時間は歩きながら「障害物を跨ぐ」という課題を行うことから、応用歩行のなかでもとくにバランス能力を重要視した評価法である。先行研究において、片脚立ち保持が可能か否かによって 10 m 障害物歩行時間に有意な差が認められること（宮崎ら，2010）、転倒経験の有無が 10 m 障害物歩行時間との間に有意な差を認め、その要素として下肢筋力が重要であることが報告されている（宮川ら，2002）。これらのことから、本研究で検討した Frail CS-10 は、動的バランスの評価として応用できる可能性が示された。

　さらに、Frail CS-10 は FIM-M との間にも中程度の有意な相関が認められた。Frail CS-10 は、椅子からの立ち上がりと着座をできるだけ速く繰り返し行う運動課題である。その課題遂行のためには、重力環境における垂直方向の動きと身体重心移動を補償するためのバランス能力、および立ち上がり動作を行うための総合的な下肢伸展筋力が要求される。パーキンソン病患者には、筋固縮および姿勢保持障害のような全身の運動障害、および疾患特有の運動依存性筋力低下（野垣，2004）が出現する。さらに、加齢による筋力低下が加わることで課題遂行上の困難が生じる。そのため、下肢機能を高く維持できている者ほど、Frail CS-10 の回数が多かったものと考えられる。つまり、立ち上がりを繰り返し行う Frail CS-10 は、複合的な運動機能を捉えていると言える。また、Frail CS-10 は、移乗や移動などの ADL の前提条件となる立ち上がり動作を反映するものであることが、Frail CS-10 と FIM-M との間に有意な相関を示したものと推察した。

　一方、Frail CS-10 と重心動揺（外周面積と総軌跡長）との間には有意な相関が認められなかった。先行研究においても、重心動揺と動的バランス評価や生活活動量との間には、有意な関連が認められていない（小栢ら，2010）。また、重心動揺による静的バランス評価と下肢筋力との間にも有意な相関は認められておらず、静止立位における重心動揺の測定は、姿勢定位の評価（塩田ら，2008）にとどまるものである。今回検討した Frail CS-10 は、動的な活動評価であるため、重心動揺との間の関連はないか、あるいは弱いのかもしれない。

　また、Frail CS-10 と 5 m 歩行時間との間にも有意な相関は認められなかった。虚弱高齢者を対象とした先行研究（村田ら，2009）では、Frail CS-10 と 5 m 歩行時間との間に有意な相関が認められている。また、脳卒中片麻痺患者の 30 秒間椅子立ち上がり回数と、10 m 歩行時間との間にも有意な相関のあることが報告（増田ら，2004）されている。本研究における 5 m 歩行時間は、加速と減速を考慮し、5 m の測定区間の前後にそれぞれ 3 m の歩行路を設定し実施した。よって、10 m 障害物歩行時間のように加速

と減速を繰り返す評価とは異なる。本研究で対象者としたパーキンソン病患者では、すくみ足や突進現象のような歩行障害のため、最速歩行を維持する運動制御ができない可能性がある。このことが、Frail CS-10と5m歩行時間との間に有意な相関が認められない要因と推察した。

　大腿四頭筋筋力は、重心動揺、TUG、5m歩行時間、10m障害物歩行時間およびFIM-Mのいずれとも有意な相関が認められなかった。ハンドヘルドダイナモメーターを用いた大腿四頭筋筋力評価は携帯性に優れ、評価手順が簡便なことから、臨床応用されている評価法である（村田ら，2009；大森ら，2004；江崎ら，2010）。しかしながら、大腿四頭筋筋力による単一筋の評価では、全身に様々な運動障害が認められるパーキンソン病患者の身体機能を捉えることは困難なのかもしれない。

　以上のことから、Frail CS-10は、大腿四頭筋筋力による従来の評価法と比べて、パーキンソン病患者のバランス機能、応用歩行能力やADLを推測するための簡便な下肢筋力評価法である可能性が示された。ただし、本研究の対象者はHoehn & Yahrの重症度分類におけるstage ⅡおよびⅢのみであるため、応用範囲が限られている。今後は、パーキンソン病の重症度別に検討し、適応範囲を明確にすること。さらに、パーキンソン病以外の疾患などへの臨床応用が可能か否かについて検討することが課題である。

　なお、本研究の内容は「八谷瑞紀，村田　伸，熊野　亘・他：パーキンソン病患者における虚弱高齢者用10秒椅子立ち上がりテスト（Frail CS-10）の有用性．理学療法科学，2012，27(4): 391-395」に掲載された論文に加筆・修正を加えたものである。

第2節　パーキンソン病患者における Frail CS-10とADLとの関連

　理学療法を提供する者は、生活の質（Quality of Life: QOL）を保つこと、すなわち健康的で生き生きとした生活を営むために、その対象となる人の身体機能を把握し、適切なアプローチを行うことが重要である。これは健康増進を目的とする壮年者、虚弱な高齢者または疾患を有する者のいずれであっても変わりはない。

　中枢神経系の変性疾患であるパーキンソン病は、本邦では13万9千人が罹患しており（厚生労働省，2008）、その有病率は人口10万人に対し100-150人と報告（山永，2008）されている。パーキンソン病は中高年に多く（柳澤，2000）、その主な症状には振戦、筋固縮、無動、姿勢保持障害があり、重症化による両下肢の協調運動障害がすくみ足を引き起こす（阿部，2006）。よって、パーキンソン病患者の下肢機能の維持は、日常生活を遂行する上で特に重要である。

　高齢者の下肢機能を簡便に評価する方法の一つとして、30秒椅子立ち上がりテスト（30-sec Chair Stand test: CS-30）（Jonesら，1999；中谷ら，2002）がある。CS-30は30秒間の間に何回椅子から立ち上がれるかを評価する方法で、Jonesら（1999）により考案され、中谷ら（2002）により本邦へ紹介された。著者ら（2010; 2011）は、CS-30に修正を加え、虚弱高齢者の下肢筋力を評価する方法として、虚弱高齢者用10秒椅子立ち上がりテスト（10-sec Chair Stand test for Frail Elderly: Frail CS-10）を考案している。Frail CS-10は再現性に優れ（村田ら，2010）、下肢筋力のみならず歩行能力やバランス能力を反映する評価法であることが報告（村田ら，2010）されている。さらに、Frail CS-10は大腿四頭筋筋力よりも虚弱高齢者の日常生活活動（Activity of daily living: ADL）とより関連することが確認されている（村田ら，2011）。しかしながら、先行研究では虚弱高齢者および軽度要介護高齢者を対象者としており、特定の疾患を有する患者での検討は十分に行われていない。

　そこで本研究では、地域在住のパーキンソン病患者の下肢機能を、Frail CS-10および下肢筋力の代表値として用いられることの多い大腿四頭筋筋力により測定し、ADL評価法である機能的自立度評価法（Functional Independence Measure: FIM）との関連を検討した。

1．対象と方法

①　対　象

　A病院に外来通院中のパーキンソン病患者17名（男性5名、女性12名）を対象とした。その内訳は年齢が71.1 ± 8.3歳、身長が150.5 ± 8.3 cm、体重が53.2 ± 12.5 kg（いずれも平均±標準偏差）であった。また、Hoehn& Yahr の重症度分類は stage Ⅱ が2名、stage Ⅲ が15名で、発症からの期間は確定診断を受けて平均7（2 ～ 15）年であった。倫理的配慮として本研究はヘルシンキ宣言に従った。対象者に研究の趣旨と内容を十分に説明し、同意を得たうえで研究を開始した。また、研究の参加は自由意思であること、参加しない場合や中止をしても現在受けている医療行為に対して不利益がないことを説明した。個人情報保護の遵守を伝え、データ管理は厳重に行った。

②　方　法

　Frail CS-10 は、高さ40 cm の肘掛けのない椅子に座位姿勢となり、両上肢を膝の上に置いた状態を開始肢位とし、上肢の使用は許可した。「はじめ」の合図により開始肢位から立ち上がりを行い、直立姿勢まで立った後、すぐに着座する動作を1回とし、10秒間での立ち上がり回数を測定した。なお、立ち上がり途中で10秒経過した場合は測定回数に含めなかった。この測定を2回行い、最大値（回）を分析に用いる代表値とした。

　大腿四頭筋筋力の測定には、ハンドヘルドダイナモメーター（アニマ社製等尺性筋力測定装置 μ Tas F-1）を用いた。被験者をプラットホーム上で端座位、膝関節90度屈曲位とさせた。つぎに、パッドを下腿遠位部に設置した上で、この測定装置をベルトで固定し、測定時に臀部が治療台から浮かないように留意した。最大等尺性収縮筋力を左右ともに2回測定し、そのうちの最大値を分析に用いる代表値として、体重比百分率（%）に換算した。

　FIM（慶應義塾大学医学部リハビリテーション医学教室，1991）は、運動項目13項目、認知項目5項目の計18項目により構成されているが、本研究においては運動項目（FIM motor score: FIM-M）のみを評価対象とした。FIM-M はセルフケア（6項目：6 ～ 42点）、排泄管理（2項目：2 ～ 14点）、移乗（3項目：3 ～ 21点）、移動（2項目：2 ～ 14点）の4つの下位項目に分かれ、FIM-M における合計点の範囲は13 ～ 91点である。なお、FIM 得点の判定は、経験のある理学療法士が対象者から面接聞き取り方式で行い、その結果に矛盾がないかどうかを担当の理学療法士または作業療法士が確認した。さらに、疑わしい判定については家族に問い合わせて確認した。

③　統計学的解析法

統計学的分析方法は、対象者の Frail CS-10 と大腿四頭筋筋力について、FIM-M および FIM-M の下位項目との関連をピアソンの相関係数を求めて検討した。なお、統計解析には IBM 社製 SPSS19.0 を用い、有意水準は 5% とした。

2.　結　果

対象者の各測定値の平均値を表 3-3 に示す。相関分析の結果、Frail CS-10 と有意な相関が認められたのは、FIM-M（r = 0.57、p<0.05）、セルフケア（r = 0.54、p<0.05）、移乗（r = 0.56、p<0.05）、移動（r = 0.56、p<0.05）であり、排泄管理とは有意な相関は認められなかった。また、大腿四頭筋筋力とはすべての計測項目において有意な相関は認められなかった（表 3-4）。

表3-3　各測定値の平均（n=17）

	平均	標準偏差
Frail CS-10（回）	3.8	1.4
大腿四頭筋筋力（%）	35.8	12.0
FIM-M（点）	84.0	8.0
セルフケア（点）	38.9	4.0
排泄管理（点）	12.8	0.8
移乗（点）	19.6	2.5
移動（点）	12.6	1.2

表3-4　各変数間の相関係数（n=17）

	Frail CS-10	大腿四頭筋筋力
FIM-M	0.57*	0.46
セルフケア	0.54*	0.46
排泄管理	0.39	0.30
移乗	0.56*	0.44
移動	0.56*	0.41

ピアソンの相関係数　*：p<0.05

3. 考　察

　本研究は、パーキンソン病患者の Frail CS-10 と大腿四頭筋筋力を測定し、ADL との関連を検討した。その結果、Frail CS-10 は FIM-M、セルフケア、移乗、移動との間に有意な相関が認められ、排泄管理とは有意な相関は認められなかった。一方、大腿四頭筋筋力と ADL との間には有意な相関は認められなかった。

　パーキンソン病患者の大腿四頭筋筋力と FIM-M および FIM-M 下位項目との間には関連が認められなかった。これまでの先行研究において、大腿四頭筋筋力は有用な下肢機能の指標であることが確認されている。健常女性高齢者の大腿四頭筋筋力は歩行能力やバランス能力に関連すること（村田ら，2010）、高齢者の大腿四頭筋筋力と歩行能力とに有意な相関があること（西島ら，2004）などが報告されている。ただし、本研究の対象者は両側に運動障害が認められる stage ⅡおよびⅢのパーキンソン病患者である。下肢機能の代表値として汎用されている大腿四頭筋筋力は、単一の筋力を評価しているに過ぎず、パーキンソン病患者のような姿勢保持障害による体幹の機能障害が生じる神経変性疾患（佐藤，2009）において、大腿四頭筋筋力では ADL を把握することは困難なのかもしれない。

　一方、Frail CS-10 と ADL との間には有意な相関が認められた。村田ら（2010）は、虚弱高齢者を対象に Frail CS-10 および大腿四頭筋筋力と ADL との関連を検討している。その結果、Frail CS-10 と大腿四頭筋筋力は、ともに ADL との間に有意な相関を認めたが、大腿四頭筋筋力よりも Frail CS-10 の方が ADL との関連が強かったと報告している。本研究の結果も、先行研究の結果と矛盾しない。

　立ち上がり動作の力学的特性（長部ら，2010）により、立ち上がり動作中の主動作筋として大腿四頭筋、大殿筋、ハムストリングスの活動が報告されており、CS-30 を虚弱高齢者向けに修正した Frail CS-10 は、複数の下肢筋群の筋力を反映している評価法と考えられる。さらに、椅子からの立ち上がり動作は、高齢者の体力の指標（山本ら，2005）や転倒リスクの指標（川端ら，2008）として用いられている。つまり、立ち上がり動作は下肢筋力を含む複合的な運動機能を反映していると考えられる。また、Frail CS-10 は、移乗や移動などの ADL の前提条件となる立ち上がり動作が含まれた課題であることから、ADL との関連を認めたと考えられる。このことから、パーキンソン病患者において Frail CS-10 と FIM-M およびセルフケア、移乗、移動との間に関連が認められたと考えられる。一方、排泄管理は先行研究（村田ら，2011）と同様に、身体活動ではなく尿意・便意の管理を評価する項目であるため、Frail CS-10 との有意な相関が認められなかったと推察した。

　これらの知見から、Frail CS-10 は、パーキンソン病患者の ADL との関連を反映する下肢機能評価法であることが示唆された。また、Frail CS-10 は、簡便に立ち上がり動

作を行う評価法であるため、パーキンソン病のような慢性に進行する疾患であっても定期的な評価が行いやすく、長期に経過を追うことも可能である。

　なお、本研究の内容は「八谷瑞紀, 村田　伸, 熊野　亘・他：パーキンソン病患者における虚弱高齢者用 10 秒椅子立ち上がりテスト（Frail CS-10）と ADL との関連. ヘルスプロモーション理学療法研究, 2011, 1（1）: 57-60」に掲載された論文に加筆・修正を加えたものである。

第4章

Frail CS-10 の臨床での活用

第1節　Frail CS-10は疾患に関係なく有用か？

　高齢化の進行が続いているわが国では、増加し続ける高齢者に対する対策や支援は国の重要課題である。加齢に伴う筋力の低下は、上肢より下肢に生じやすく（Brooksら，1994）、下肢筋力の低下は、立位バランスの低下や歩行能力の低下を引き起こし（Rantanenら，2001；Ferrucciら，1997）、高齢者の要介護状態を招く要因であることが報告されている（Lordら，1991）。また筋力低下は、米国老年医学会などが作成した高齢者の転倒要因のためのガイドライン（American Geriatrics Society，2001）において、最も危険度の高い転倒リスク要因であるとされている。これらのことから、筋力を中心とした下肢機能を簡便に評価することは、高齢者の増加が著しいわが国にとって急務の課題である。

　近年、高齢者の下肢筋力を簡便に評価する方法として、30秒間に何回椅子からの立ち上がりができるかを評価する30秒椅子立ち上がりテスト（30-sec Chair Stand test; CS-30）（Jonesら，1999；中谷ら，2002）が行われるようになった。CS-30は、Jonesら（1999）により考案され、中谷ら（2010）によりわが国に普及したテスト法である。ただし、Jonesらや中谷らが報告しているCS-30は、胸の前で腕を組むことで上肢の支持を制限した立ち上がりを課題動作としているため、要介護認定を受けるほど虚弱な高齢者には立ち上がれない者も少なくない。また、30秒の測定では疲労を訴え、他の身体機能評価を連続して行うことに支障を来すことが多い。

　著者らは、従来のCS-30における立ち上がり方法に修正を加え、介護保険法に基づく要介護認定で自立と判定され、要介護の状態ではないが、心身機能の低下や病気などのため、日常生活の一部に援助を必要とする高齢者（以下：虚弱高齢者）にも行いやすい方法で、施行時間を10秒間とした「虚弱高齢者用10秒椅子立ち上がりテスト（10-sec Chair Stand test for Frail Elderly; Frail CS-10）」を考案し、その有用性について報告（村田ら，2010；村田ら，2011）している。しかしながら、それらの報告は、対象を虚弱高齢者、あるいは脳卒中片麻痺やパーキンソン病など単一の疾患のみを有する高齢者に限定している。また、対象者の多くは在宅で生活をしている維持期の高齢者であり、先行研究の結果が入院中の回復過程にある患者で、疾患を統一せずに様々な疾患を有する高齢者に当てはまるか否かについては検討されていない。

　そこで本研究は、入院中の回復過程にある様々な疾患を有する患者を対象としても、Frail CS-10が下肢機能を反映する有用な評価法となるか否かについて性別に検討した。

1．対象と方法

①　対　象

A病院に入院している脳血管疾患8名、パーキンソン病3名、胸腰椎圧迫骨折、大腿骨骨折、膝関節内骨折などの整形外科的疾患14名、廃用症候群3名の計28名（男性12名、女性16名）を対象とした。対象者の平均年齢は80.0±8.6歳、平均体重49.5±9.1kg（平均±標準偏差）であり、発症日から測定日までの期間は平均67.7±40.4日であった。また対象者の認知機能は、Mini-Mental State Examination（MMSE）で25.8±4.2点であった。

　倫理的配慮として本研究はヘルシンキ宣言に従った。対象者に研究の趣旨と内容を十分に説明し、同意を得たうえで研究を開始した。また、研究の参加は自由意思であること、参加しない場合や中止をしても現在受けている医療行為に対して不利益がないことを説明した。個人情報保護の遵守を伝え、データ管理は厳重に行った。

②　方　法

　測定はFrail CS-10の他、身体機能の測定項目として、大腿四頭筋筋力、足趾把持力、Timed Up & Go test（TUG）を評価した。また日常生活活動（以下ADL）能力は、実際の臨床場面や研究で最も使用頻度が高いFunctional Independence Measure（FIM）（園田ら，2001）のうち、運動に関するFIM motor sub scores（FIM-M）（辻ら，1996；Grangerら，1993）を評価した。

　Frail CS-10は、Jonesら（1999）により考案されたCS-30を参考に、著者らが虚弱高齢者用に修正したものを用いた（村田ら，2010）。Jonesらの原法では、椅子座位で両上肢を組み、30秒間に何回立ち上がりを繰り返すことができるかを評価する。本研究では、測定時間を10秒間とし、高さ40cmの肘掛けのないパイプ椅子を使用して、両上肢を膝の上に置いた状態からの立ち上がり回数を測定した。「はじめ」の合図と同時に、開始肢位から立ち上がりを開始し、直立姿勢まで立った後、直ぐに着座する動作を1回として10秒間繰り返した。ただし、立ち上がり途中で10秒経過した場合はカウントしなかった。なお、Frail CS-10による測定値の信頼性と妥当性はすでに確認されている（村田ら，2010）。

　大腿四頭筋筋力の測定には、ハンドヘルドダイナモメーター（アニマ社製等尺性筋力測定装置μTas F-1）を用いた。測定は加藤ら（2001）に従い、被験者を端座位、膝関節90度屈曲位とし、ハンドヘルドダイナモメーターのセンサーパッドを下腿遠位部に設置して測定した。なお、再現性を高めるためにセンサーパッドをベルトで固定し、測定時に殿部が治療台から浮かないように留意した。測定は左右を2回測定して、その最大値（kg）の合計を体重比百分率（%）に換算して分析した。

　足趾把持力の測定には、足指筋力測定器（竹井機器工業製）を用いた。測定は、被験者の測定姿位を端座位、膝関節を 90 度屈曲した状態で実施した。測定に際して、把持バーを足趾でしっかりと把持できることを確認した。測定は、測定方法を十分に習得させた後、左右 2 回ずつ測定し、その最大値（kg）の合計を体重比百分率（%）に換算して分析した。

　TUG は、高さ 40 cm の肘掛けのないパイプ椅子に腰掛けた姿勢から、3 m 前方のポールを回って着座するまでの時間をデジタルストップウォッチで計測した。測定は 2 回連続して行い、その最短時間（秒）を代表値とした。原法（Podsiadlo ら，1991）では「楽な速さ」で歩行するが、本研究では最大努力で行ってもらい、測定時の心理状態や教示の解釈の違いによる影響（島田ら，2006）を排除した。

　FIM-M はセルフケア 6 項目（得点範囲：6 ～ 42 点）、排泄管理 2 項目（得点範囲：2 ～ 14 点）、移乗 3 項目（得点範囲：3 ～ 21 点）、移動 2 項目（得点範囲：2 ～ 14 点）の 4 つの下位項目に分類され、その合計得点範囲は 13 ～ 91 点である。

③　統計学的解析法

　統計学的分析方法は、対象者の Frail CS-10 と身体機能評価項目（大腿四頭筋筋力、足趾把持力、TUG）、ADL 能力評価項目（FIM-M ならびに FIM-M 下位項目）との関連を Spearman の順位相関係数を用いて男女別に検討した。統計解析には、SPSS version 19.0 for Windows を用い、有意水準 5% 未満を有意とした。

2．結　果

　表 4-1 に各測定項目の中央値（四分位）、表 4-2 に Frail CS-10 とその他の測定項目との相関係数を男女別に示した。その結果、男性で Frail CS-10 と有意な相関が認められたのは、TUG と移動であった。また、有意水準 10% で相関を示す傾向が認められたのは、大腿四頭筋筋力、足趾把持力、FIM-M、排泄であった。ただし、セルフケアおよび移乗とは有意な相関は認められなかった（表 4-2）。

　一方、女性で Frail CS-10 と有意な相関が認められたのは、大腿四頭筋筋力、足趾把持力、TUG、FIM-M、セルフケア、排泄、移乗であり、移動とは相関を示す傾向が認められた（表 4-2）。

表4-1　各測定値の中央値 (四分位)

		全体 n=28	男性 n=12	女性 n=16
Frail CS-10	(回)	3.0 (0.5 − 4.0)	3.5 (1.0 − 4.5)	2.5 (0.5 − 4.0)
大腿四頭筋筋力	(%)	63.0 (48.6 − 71.3)	67.8 (53.1 − 77.8)	59.2 (44.5 − 68.4)
足趾把持力	(%)	23.2 (13.0 − 30.3)	25.2 (10.5 − 28.6)	22.4 (15.0 − 30.9)
TUG	(秒)	11.5 (8.4 − 17.0)	10.1 (7.6 − 12.0)	16.6 (10.0 − 47.3)
FIM-M	(点)	80.0 (72.0 − 86.0)	83.0 (72.0 − 86.0)	78.5 (71.0 − 86.0)
セルフケア	(点)	39.5 (32.5 − 41.5)	40.0 (34.0 − 41.5)	38.5 (31.5 − 41.5)
排泄管理	(点)	14.0 (12.5 − 14.0)	13.5 (11.0 − 14.0)	14.0 (13.5 − 14.0)
移乗	(点)	18.5 (16.5 − 20.0)	19.5 (16.0 − 20.0)	18.0 (16.5 − 20.0)
移動	(点)	10.0 (7. − 11.5)	10.5 (8.5 − 12.5)	9.0 (7.0 − 11.0)

表4-2　各測定値の相関係数

	男性 (n=12) Frail CS-10	女性 (n=16) Frail CS-10
大腿四頭筋筋力	0.50[+]	0.58*
足趾把持力	0.57[+]	0.50*
TUG	-0.69*	-0.87*
FIM-M	0.57[+]	0.58*
セルフケア	0.17	0.64*
排泄管理	0.52[+]	0.66*
移乗	0.49	0.54*
移動	0.76*	0.43[+]

*$p < 0.05$、[+]$p < 0.1$

3. 考　察

　本研究は、様々な疾患を有する患者を対象に、Frail CS-10と下肢筋力や歩行能力、ならびにADL能力との関連から、Frail CS-10が下肢機能を総合的に評価できる評価法であるか否かについて男女別に検討した。その結果、Frail CS-10は下肢筋力の指標とした大腿四頭筋筋力および足趾把持力、歩行能力の指標としたTUG、ADL能力の指標であるFIM-Mとの間に、男女ともに有意な相関あるいは、相関を示す傾向が認められた。

　下肢機能は歩行のみならず、姿勢保持などの重要な役割を担っていることは言うまでもない。歩行能力を中心とした起居移動動作と大腿四頭筋筋力、足趾把持力との関連については、高齢者や脳卒中片麻痺患者を対象とした研究（村田ら，2011；辻ら，1996）によって確認されている。池添ら（1997）は、養護老人ホーム利用高齢者35名を対象に、歩行、階段昇降、入浴動作、トイレ動作、車椅子からベッドへの移乗動作などの起居移動動作の自立には、大腿四頭筋筋力が目安となることを見出し、下肢機能評価としての大腿四頭筋筋力測定の重要性を述べている。また村田ら（2003）は、足趾把持力は立位姿勢保持や歩行などの立位動作に重要な役割を果たしていることを報告している。さらに、虚弱高齢者を対象とした研究において、Frail CS-10と大腿四頭筋筋力や歩行速度、TUGとの間に有意な相関が認められ、虚弱高齢者の下肢筋力のみならず、歩行能力やバランス能力をも反映する簡便なテスト法であることを報告（村田ら，2011）している。本研究においても、Frail CS-10と大腿四頭筋筋力や足趾把持力、TUGとの間に有意な相関あるいは、相関を示す傾向が認められたことから、Frail CS-10は、虚弱高齢者のみならず、様々な疾患を有する患者を対象としても、下肢筋力や歩行能力、バランス能力を反映する簡便なテスト法であることが示唆された。

　Frail CS-10とADL能力との関係について、女性ではFIM-Mならびにその下位項目であるセルフケア、排泄、移乗との間に有意な相関が認められ、移動とは相関を示す傾向が認められた。一方、男性では移動との間に有意な相関が認められた。Frail CS-10は椅子から立ち上がる動作を繰り返し行うものであり、虚弱高齢者のADL能力との関連も報告されている（村田ら，2011）。しかし、虚弱高齢者を対象とした先行研究では、男女ともにFIM-Mの下位項目すべてに有意な相関が認められており、本研究結果とは異なる。この理由について、本研究では明らかにできないが、本研究で検討したセルフケアは、食事や整容、清拭、更衣（上・下半身）およびトイレ動作から構成され、移乗や移動項目よりも上肢機能の役割が大きいと考えられる。本研究で用いたFrail CS-10は虚弱高齢者でも立ち上がり易いよう、両上肢を膝の上に置いた状態から立ち上がりを開始させることにより、上肢の支持を許可している。このことにより、上肢機能も本研究における立ち上がり回数に関与すると考えられたが、男性では上肢機能を反映していな

いのかもしれない。

　これらの知見より、Frail CS-10 の回数が多い患者ほど下肢筋力が強く、歩行や ADL 能力が高いことが示された。すなわち、Frail CS-10 は様々な疾患を有する患者を対象としても、下肢機能を反映する有用で簡便な評価法であることが示唆された。ただし、本研究では対象者数が少なく、年齢の影響を考慮していない。Cohen（1992）の基準を用いて、α =0.05、Power（1- β ）=0.8、effect size=0.3 と仮定した検定力分析を行った場合、本研究に必要な対象者数は 82 名となることから、今後は対象者を増やし、年齢の影響を調整しても今回と同様の結果が得られるのか否かを検討し、本研究結果を一般化していくことが課題である。

　なお、本研究の内容は「岩瀬弘明，村田　伸，阿波邦彦・他：疾患に関係なく簡便に評価できる下肢機能評価法の検討―虚弱高齢者用 10 秒椅子立ち上がりテスト（Frail CS-10）を用いて．理学療法科学，2013，28(1): 27-30」に掲載された論文に加筆・修正を加えたものである。

第2節　Frail CS-10で歩行自立の可否を判定する

　歩行の自立は、入院中の患者において生活範囲拡大のために特に重要な要素である。歩行能力が損なわれると行動範囲が制限され、日常生活活動（Activities of Daily Living; ADL）や生活の質（Quality of Life; QOL）の低下に繋がる（猪飼ら、2002；前野ら、2004）ため、歩行の再獲得は理学療法の主要な目標となることが多い。

　入院患者の歩行能力向上に伴い、どのタイミングで病棟内自立歩行を許可するかという明確な基準は未だ明確にされていない。千葉ら（1999）は、理学療法士309名を対象に自立歩行許可に関するアンケート調査を行った結果、95.2％に当たる294名が自立歩行許可について自分なりの判断を行っていることを報告している。しかし、その内訳をみると、自立歩行を許可する際にテストバッテリーを使用しているものは22.9％、テストバッテリーを使用していないものは71.0％であり、担当療法士の主観的な評価に基づいて自立歩行を許可しているケースが多い。

　植松ら（2005）は、自立歩行許可の判定に考慮する要因として、①歩行速度や歩容等の動作様式、②筋力や感覚、平衡機能などの体力指標、③認知機能、④動作の円滑性や安定性、持久性速度、安全性などの総合能力を挙げている。理学療法士が臨床で汎用しているパフォーマンステストには、Functional Balance Scale（FBS）（Bergら、1989）やTimed Up & Go Test（TUG）（Podsiadloら、1991）などがある。FBSは、座位や立位での静的な姿勢保持機能と動作時のバランス評価が可能であり、その信頼性と妥当性が検証されている（Bergら、1992; 1995）。また、転倒者のスクリーニングのためにFBSを利用した場合、対象者が45点以下であれば転倒の危険性が高く（Bergら、1989）、経時的変化をみた場合、FBSが1点減少するごとに転倒リスクが3〜8％増加する（Bergら、1992）ことが明らかになっている。しかし、臨床でFBSの活用を考えた場合、検査項目数が多く、測定に15分程度要するため実用性に乏しい。

　TUGは、虚弱高齢者の移動機能を評価する目的で開発された指標であり（Podsiadloら、1991）、下肢筋力（Malyら、2005；Bischoffら、2001）、動的バランス（Podsiadloら、1991；Brooksら、2006；Brusseら、2005）、ADL（Podsiadloら、1991；Brooksら、2006）と関連することが明らかになっている。またTUGは、歩行のみでなく起立・歩行時の方向転換・着座といった移動能力に関する検査課題が含まれており、なかでも歩行速度との関連が高い（Podsiadloら、1991）ことから、応用歩行機能検査としての妥当性が検証されている（島田ら、2006）。転倒者のスクリーニングのためにTUGを利用した場合、13.5秒がカットオフ値として報告（Shumwayら、2000）されている。しかし、TUGは椅子のタイプや高さで時間が異なる（Siggeirsdottirら、

2002）こと、履物や床の状況によりTUGの時間が変化する（Arnadottirら, 2000）ことから、検査条件を統一する必要がある。また、TUGは独歩ができる者を対象とするため、歩行補助具を使用する患者には適応しにくい。

　そこで本研究の目的は、「虚弱高齢者用10秒椅子立ち上がりテスト（10-sec Chair Stand test for Frail Elderly; Frail CS-10）」が、病棟内自立歩行を許可するための判定テストとして使用できるか否かを検討することである。理学療法は、基本動作能力およびADL能力の回復を目的に、活動性の向上を図りつつも転倒事故を最小限に抑えることが重要である。このことから、本研究では「病棟内自立歩行」を「転倒しないこと」として捉えることとした。

1. 対象と方法

①　対　象

　対象者の取り込み基準を図4-1に示す。2013年4月1日から2014年3月31日までの1年間にA病院の回復期病棟（30床）に入院していた、あるいは入院している患者延べ150名を対象とした。本研究の除外基準は、状態悪化により転院または転棟したものとした。除外基準に該当する15名と欠損値のある17名を除いた118名（平均年齢78.7 ± 11.4歳）が解析対象となった（図4-1）。対象者の属性を表4-3に示す。対象者の疾患の内訳は、運動器疾患86名（72.9%）、脳血管疾患27名（22.9%）、廃用症候群5名（4.2%）であった（表4-3）。

　なお、A病院の回復期リハビリテーション病棟は、施設基準として回復期リハビリテーション入院料2および休日リハビリテーション提供体制加算とリハビリテーション充実加算を算定しており、2013年度の在宅復帰率は85.1%であった。

　倫理的配慮として、対象者には研究の趣旨と内容や得られたデータは研究の目的以外には使用しないこと、および個人情報の漏洩に注意することについて説明し、理解を得た上で協力を求めた。また、研究への参加は自由意思であり、被験者にならなくても不利益にならないことを口頭と書面で説明し、同意を得た後に研究を開始した。

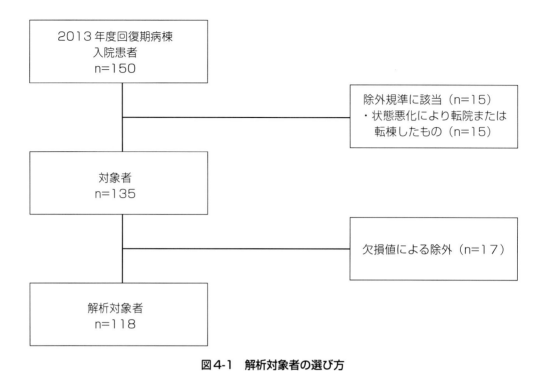

図4-1　解析対象者の選び方

表4-3　解析対象者の属性 (n=118)

変数	value
平均年齢 (SD)、歳	78.7 (11.4)
性別 (男性／女性)、名	30 ／ 88
疾患、名 (%)	
運動器疾患	86 (72.9)
脳血管疾患	27 (22.9)
廃用症候群	5 (4.2)
移動・歩行補助用具使用 (%)、名	
独歩	15 (12.7)
T字杖	18 (15.3)
松葉杖	2 (1.6)
歩行器	18 (15.3)
歩行車	8 (6.8)
車椅子	57 (48.3)

SD = standard deviation (標準偏差)

②　方　法

　測定は Frail CS-10 の他、Functional Independence Measure（FIM）（園田ら，2001）のうち、認知に関する 5 項目（FIM cognitive sub scores: FIM-C）を用いて認知機能を評価した。Frail CS-10 は担当の理学療法士が測定し、FIM-C は担当の作業療法士が評価した。各評価は、対象者が回復期リハビリテーション病棟に入棟した日を含め、可能な限り早期に終えることとした。対象者の年齢・疾患・入院中の転倒の有無は、カルテで確認した。移動・歩行補助具使用の有無については、担当の理学療法士または作業療法士に確認した。

　Frail CS-10 は測定時間を 10 秒間とし、高さ 40 cm の肘掛けのないパイプ椅子を使用して、両上肢を膝の上に置いた状態からの立ち上がり回数を測定した。「はじめ」の合図と同時に、開始肢位から立ち上がりを開始し、直立姿勢まで立った後、直ぐに着座する動作を 1 回として 10 秒間繰り返した。ただし、立ち上がり途中で 10 秒経過した場合はカウントしなかった。なお、Frail CS-10 による測定値の信頼性と妥当性は既に確認（村田ら，2010）されている。

　FIM-C は、コミュニケーション 2 項目（得点範囲：2 〜 14 点）、社会的認識 3 項目（得点範囲：3 〜 21 点）の 2 つの下位項目に分類され、その合計得点範囲は 5 〜 35 点である。なお、FIM-C 得点の判定は担当の理学療法士または作業療法士が採点し、担当看護師から確認をとった。

③　統計学的解析法

　統計処理は、病棟内自立歩行の許可を判定するカットオフ値を決定するため、入院期間中の転倒の有無を従属変数とした Receiver Operating Characteristic（ROC）曲線を作成し、ROC 曲線によって下方に囲まれる面積（Area Under the Curve: AUC）を求めた。なお、臨床的妥当性を検討するため、ROC 曲線は AUC にて回帰モデルの適合性を判定し、感度と特異度を算出、Youden index（Fluss ら，2005）が最も大きい点をカットオフ値として採用した。

　さらに、得られたカットオフ値をもとに、対象者をカットオフ値未満の群とカットオフ値以上の 2 群に分類した。その後、転倒に影響を与えると考えられる年齢、性別、疾患、認知機能、移動・歩行補助用具使用の有無を調整因子とし、これら 5 項目に Frail CS-10 のカットオフ値分類を加えた 6 項目を独立変数、入院期間中の転倒の有無を従属変数とした多重ロジスティック回帰分析を行った。変数の選択は、尤度比検定による変数増加法を用いた。なお、ロジスティック回帰分析に先立ち、多重共線性の問題がないかをピアソンの積率相関係数を用いて検討した。すべての統計解析には、SPSS version19.0 for Windows を用い、有意水準を 5 ％とした。

２．結　果

　対象者が、回復期リハビリテーション病棟に入棟してから各評価を終えるまでの期間は、入棟日を含めて平均1.75日であり、各評価を終えるまでに転倒したものはいなかった。表4-4に転倒群と非転倒群による各測定項目の平均値と標準偏差、図4-2に病棟内自立歩行の許可を判断するカットオフ値とROC曲線を示した。その結果、病棟内自立歩行を許可するFrail CS-10のカットオフ値は2.5回であり、AUCは0.97（95％信頼区間：0.95-0.99）、感度89％、特異度95％であった（図4-2）。また、得られたカットオフ値の陽性的中率は76％、陰性的中率は98％、正診率は94％であった（表4-5）。

表4-4　転倒群と非転倒群による各測定項目の平均値と標準偏差

	転倒群（n=18）	非転倒群（n=100）
Frail CS-10（SD）、回	1.0（7.8）	3.6（7.5）
FIM-C（SD）、点	22.3（1.6）	28.5（2.1）

SD = standard deviation（標準偏差）
FIM-C = FIM cognitive sub scores

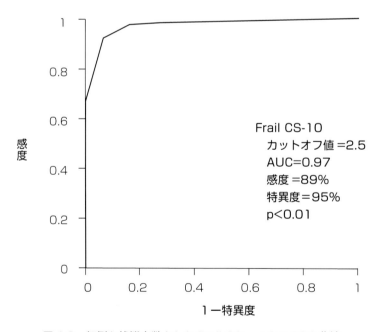

Frail CS-10
カットオフ値＝2.5
AUC＝0.97
感度＝89％
特異度＝95％
p<0.01

図4-2　転倒を状態変数としたFrail CS・10のROC曲線

表4-5　カットオフ値による転倒群と非転倒群の人数

Frail CS-10、回	転倒群 (n=18)	非転倒群 (n=100)	合計
< 2.5	16	5	21
> 2.5	2	95	97
合計	18	100	118

陽性的中率：76%
陰性的中率：98%
正診率：94%

　多重共線性を確認するために相関行列を観察した結果、相関係数の絶対値は 0.01 から 0.57 の範囲内にあり、多重共線性の問題はないと判断された。ロジスティック回帰分析の結果、独立した要因として抽出されたのは、FrailCS-10 のカットオフ値分類（Frail CS-10 が 2.5 回未満／以上）であり、オッズ比 15.49 倍、95% 信頼区間 1.33 - 180.21 であった。年齢、性別、疾患、認知機能、移動・歩行補助用具使用の有無には、有意なオッズ比は認められなかった（表 4-6）。

表4-6　転倒の有無を従属変数としたロジスティック回帰分析

	オッズ比	95%信頼区間	p値
年齢	0.97	(0.89 − 1.06)	0.55
性別	0.34	(0.02 − 5.39)	0.45
疾患	0.72	(0.16 − 3.29)	0.67
認知機能 (FIM-C)	1.04	(0.95 − 1.13)	0.42
移動・歩行補助用具使用の有無	0.33	(0.03 − 4.06)	0.39
Frail CS-10のカットオフ値分類 (2.5回未満／2.5回以上)	15.49	(1.33 − 180.21)	0.03

3. 考　察

　本研究は、病棟内自立歩行を許可するための判定テストとして、Frail CS-10 のカットオフ値を求め、得られたカットオフ値の妥当性を検討した。その結果、病棟内自立歩行を許可する Frail CS-10 のカットオフ値は 2.5 回であり、AUC は 0.97（95% 信頼区間：0.95-0.99）、感度 89%、特異度 95% であった。

　ROC 曲線の下部分の面積である AUC は 0.5 〜 1.0 の値をとり、一般に 0.5 〜 0.7 が low accuracy、0.7 〜 0.9 が moderate accuracy、0.9 〜 1.0 が high accuracy として解釈されている。本研究の AUC は 0.97 であり、高度の予測能があると判断される。また、感度 89%、特異度 95% で検出されたカットオフ値 2.5 回では、陽性的中率（Frail CS-10 が 2 回以下で転倒経験を有するものの割合）76% であり、陰性的中率（Frail CS-10 が 3 回以上で転倒経験がないものの割合）98% であった。さらに、正診率（転倒の有無が Frail CS-10 のカットオフ値 2.5 回で正しく判別されたものの割合）は 94% と良好な値を示した。これらのことから、Frail CS-10 は高い判別精度で転倒の有無を判断することができ、病棟内自立歩行を許可するための判定テストとして有用であることが示唆された。

　さらに、多重ロジスティック回帰分析の結果、転倒歴に影響を及ぼす要因として抽出されたのは、Frail CS-10 のカットオフ値分類（Frail CS-10 2.5 回未満／以上）のみであり、カットオフ値の妥当性が確認された。Frail CS-10 は、椅子からの立ち上がり動作を使用したパフォーマンステストであり、下肢筋力のみならず、歩行能力やバランス能力などの下肢機能を反映する複合的な運動機能評価法（村田ら，2010）である。米国老年医学会における転倒予防ガイドライン（American Geriatrics Society, 2001）では、筋力低下・歩行障害・バランス障害といった運動機能の低下が、危険度の高い転倒リスク要因として示されている。これらのことから、Frail CS-10 が病棟内自立歩行を許可するための判定テストとしての有用が示唆された。

　なお、本研究において移動・歩行補助用具使用者のうち、車椅子を使用している者は 57 名（48.3%）であった。一般に、病棟内自立歩行を許可するか否かは、担当の理学療法士が初期評価を終えた時点で判断することとなり、初期評価を終えるまでの移動手段は、安全性に最大限配慮した方法を選択することが多い。よって、初期評価時に車椅子を使用している者であっても、Frail CS-10 が 3 回以上の者は、何らかの移動・歩行補助用具を使用して、病棟内での歩行を許可できる可能性がある。

　これらの知見から、Frail CS-10 が病棟内自立歩行を許可するための判定テストとして応用できることが示された。すなわち、Frail CS-10 が 2 回以下の者は転倒リスクが高いこと、一方で Frail CS-10 が 3 回以上の者は転倒リスクが低く、病棟内自立歩行を許可できる可能性が示された。Frail CS-10 は時間や場所の制限が少なく、特別な機器

を使用しない。また、立ち上がり動作の反復といった方法は、簡便で対象者にも理解しやすいことから、臨床で用いやすい判定テストであろう。

　ただし、本研究の対象施設は1施設であり、回復期リハビリテーション病棟に入院する患者すべてを表出していない可能性がある。よって、本研究を一般化するためには、他施設においても本研究結果が適合するか否かについて検討が必要である。

　なお、本研究の内容は「岩瀬弘明，村田　伸，村上貴士・他：Frail CS-10を用いた病棟内自立歩行を許可するための判定基準．ヘルスプロモーション理学療法研究，2014，4(3): 107-112」に掲載された論文に加筆・修正を加えたものである。

第5章

Frail CS-10の 高齢者ヘルスプロモーションへの活用

第1節　虚弱高齢者における
異なる立ち上がりテストと身体機能との関連

　通所介護（通称デイサービス）は、要介護状態となった場合においても、その利用者が可能な限り自宅で生活ができるよう、生活機能の維持または向上を目指すことが基本方針（厚生労働省，2019）で示されている。平成30年度の介護給付費等実態調査の概況（厚生労働省，2019）によると、デイサービスの利用は在宅で利用する介護保険サービスの中で、福祉用具貸与を除くと最も利用者が多く、事業所数も年々増加傾向にある。このように、需要が高まるデイサービスは、生活機能の維持または向上を目指すことから、生活機能の評価が必要となる。とくに高齢者では、生活機能が歩行や移動能力に大きく左右されるため、歩行や下肢機能の評価が重要である。

　歩行能力の評価は、ストップウォッチで歩行速度を計測（甲斐ら，2011）することにより、簡便に定量的な評価が実施可能である。ただし、下肢機能の評価は等速性筋力測定器やハンドヘルドダイナモメーター（Hand-Held Dynamometer; HHD）による筋力測定（加藤ら，2001）、または立位での重心動揺検査（鈴木ら，1996）が一般的であるが、使用する測定機器が高価なものが多く、測定できる施設が限られる。

　このような背景から、高齢者の下肢機能を簡便に評価する方法として、30秒間に何回椅子からの立ち上がりができるかを評価する30秒椅子立ち上がりテスト（30-sec Chair Stand test; CS-30）が開発（Jonesら，1999）された。CS-30は、Jonesら（1999）により考案され、中谷ら（2002）によりわが国に普及したテスト法である。これまでの報告（Jonesら，1999）では、CS-30は高齢者の下肢伸展筋力と高い相関を示し、大腿四頭筋筋力とも中等度の相関が確認されている。

　ただし、Jonesら（1999）や中谷ら（2002）が報告しているCS-30は、胸の前で腕を組むことで上肢の支持を制限した立ち上がりを課題動作としているため、要介護認定を受けるほど虚弱な高齢者には立ち上がれない者も少なくない。また、30秒の施行では疲労のため、他の身体機能評価を連続して行う事に支障を来すことが考えられる。そこで著者ら（村田ら，2010）は、従来のCS-30における立ち上がり方法に修正を加え、虚弱高齢者にも行いやすい方法で、施行時間を10秒間とした「虚弱高齢者用10秒椅子立ち上がりテスト（10-sec Chair Stand test for Frail Elderly; Frail CS-10）」を考案した。

　先行研究（村田ら，2010）によると、Frail CS-10の再現性は0.957と極めて高く、下肢筋力や歩行能力および立位バランスとの間に有意な相関が認められている。ただし、これまでの先行研究ではFrail CS-10とCS-30をそれぞれに検討しており、どちらのテスト法が虚弱高齢者の下肢機能評価法として適しているかの検討がなされていない。

　そこで本研究は、デイサービスを利用している虚弱高齢者を対象に Frail CS-10 と CS-30 を併せて行い、HHD で計測した大腿四頭筋筋力とともに、各種身体機能評価の測定値との相関分析から、デイサービス事業所で実施しやすい下肢機能評価法を検討することを目的とした。

1．対象と方法

①　対　象

　対象は、滋賀県にある A デイサービス事業所を利用している要介護認定を受けた高齢女性で、自力歩行が可能な 37 名である。ただし、Tombaugh の定義（1992）により、認知機能障害ありと考えられる Mini-Mental State Examination（MMSE）の得点が 20 点未満であった 3 名を除外した 34 名を解析対象とした。対象者の要介護度の内訳は、要支援 1 が 16 名、要支援 2 が 13 名、要介護 1 が 4 名、要介護 2 が 1 名であり、主な疾患は変形性膝関節症、脊柱管狭窄症、骨粗鬆症、脳梗塞など多岐にわたっていた。なお、対象とした 34 名はすべての測定が可能であった。

　対象者には、研究の趣旨と内容、得られたデータは研究の目的以外で使用しないこと、および個人情報の漏洩に注意することについて説明し、理解を得た上で協力を求めた。さらに、研究への参加は自由意思であり、被験者にならなくても不利益にならないことを口頭と書面で説明し同意を得た

②　方　法

　身長および体重を計測した後、CS-30、Frail CS-10、大腿四頭筋筋力、握力、重心動揺計による外周面積と総軌跡長、5 m 歩行速度（通常歩行、最速歩行）、Timed Up & Go Test（TUG）、Trail making test Part A（TMT-A）を評価した。年齢や性別、要介護認定区分、疾患名などは施設保管の個人ファイルから記録した。

　CS-30 は、中谷ら（2002）の方法に従い、肘かけのない高さ 40 cm の椅子を使用し、両上肢を胸の前で組んだ椅子座位で実施した。開始の合図で椅子座位から膝関節が完全伸展する立位となり、再び着座するまでを 1 回とし、30 秒間における合計回数を計測した（図 5-1）。

　Frail CS-10 は、村田ら（2010）の方法に従い、肘かけのない高さ 40 cm の椅子を使用し、座位で両上肢を膝の上に置いた状態から測定を開始した。CS-30 と同様に、開始の合図で椅子座位から膝関節が完全伸展する立位となり、再び着座するまでを 1 回としてカウントするが、測定中の上肢はフリーにして 10 秒間の合計回数を計測した（図 5-2）。

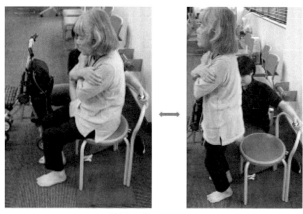

図5-1　30秒椅子立ち上がりテストの方法
両上肢は胸の前で組み、30秒間に何回立ち座り動作が行え
るかを測定する。

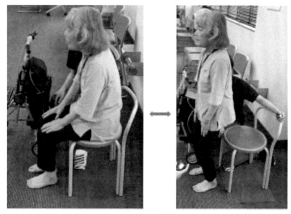

図5-2　Frail CS-10の方法
両上肢は膝の上に置き、10秒間に行える立ち座り回数を
カウントする。

　大腿四頭筋筋力の測定には、HHD（μTas F-1、アニマ社製）を用いた。測定は、加藤
ら（2001）の方法に従い、対象者には端座位にて膝関節90°屈曲位で、体幹を垂直位に
保ち、代償を防ぐために腕は胸の前で組むよう指示した。HHDのセンサーパッドはベル
トで固定し、測定中はセンサーパッドのずれを防止するため、検者が前方で軽く支持し
た。測定は左右2回ずつ行い、その左右の最大値の平均を代表値とした。

　握力の測定には、デジタル式握力計（竹井機器工業製）を用いた。文部科学省が示す新
体力テスト実施要項（文部科学省, 2019）に基づき、示指の第2関節がほぼ直角になる
ように握りを調節した。測定時に握力計が体に触れないように指示した。測定は左右2
回ずつ行い、その左右の最大値の平均を代表値とした。

　重心動揺の測定には、重心動揺計グラビコーダ GP-7（アニマ社製）を用いて、開眼での足圧重心動揺を計測した。対象者には裸足になるよう指示し、重心動揺計上で膝関節を伸展、両上肢を体側に付けた両脚立位姿勢をとらせた。視線は、対象者の目線の高さに合わせた 2 m 先のマーカーを注視させた（鈴木ら，1996）。データは、初期動揺の影響が出ないように立位姿勢を 5 秒間保持した後（鈴木ら，1996）、30 秒間の外周面積と総軌跡長について、サンプリング周期を 20 Hz として記録した。

　5 m 歩行時間の測定（甲斐ら，2011）は、平地 10 m を通常歩行と最速歩行の 2 パターンで歩行してもらったが、歩行開始と終了時の加速と減速を考慮して、中間 5 m の所要時間をストップウォッチで測定した。

　TUG（Podsiadlo ら，1991）は、肘かけのない高さ 40 cm の椅子に腰かけた姿勢から立ち上がり、3 m 先のコーンを回って着座するまでの時間をストップウォッチで測定した。本研究では最大努力で動作を行った所要時間を測定値（島田ら，2006）として採用した。

　TMT-A（Tombaugh、2004）は、注意の持続機能を評価する尺度として広く用いられている。測定は、紙面上にランダムに配置された 1 から 25 までの数字を小さい方から順に線で結ばせ、その所要時間を解析に用いた。

③　統計学的解析法

　統計処理は、対象者の CS-30 と Frail CS-10 および大腿四頭筋筋力の測定値と年齢、身長、体重、握力、重心動揺計による外周面積と総軌跡長、5 m 歩行時間（通常歩行、最速歩行）、TUG、TMT-A との関連をピアソンの相関係数を求めて検討した。なお、統計解析には IBM 社製 SPSS Statistics Version24.0 を用い、有意水準は 5% とした。

2．結　果

　対象者 34 名の各測定値の平均値と標準偏差を表 5-1 に示す。相関分析の結果、CS-30 と Frail CS-10 は、ともに握力・最速歩行時間・TUG・TMT-A との間に有意な相関が認められ、年齢・身長・体重、重心動揺の外周面積と総軌跡長とは有意な相関は認められなかった。また、Frail CS-10 のみ通常歩行時間とも有意な相関が認められた。一方、大腿四頭筋筋力は握力とのみ有意な相関が認められたが、その他の項目とは有意な相関は認められなかった（表 5-2）。

表5-1　各測定項目の平均値と標準偏差

	平均値	標準偏差
年齢（歳）	83.3	5.5
身長（cm）	148.4	5.1
体重（cm）	50.3	9.5
CS-30（回）	11.0	4.2
Frail CS-10（回）	3.7	1.2
大腿四頭筋筋力（kg）	14.6	5.0
握力（kg）	17.1	4.2
外周面積（cm2）	4.5	3.0
総軌跡長（cm）	79.6	43.4
通常歩行時間（sec）	6.6	2.0
最速歩行時間（sec）	5.0	1.3
TUG（sec）	10.6	2.5
TMT-A（sec）	152.1	48.6

CS-30: 30-sec Chair Stand test
Frail CS-10: 10-sec Chair Stand test for Frail Elderly
TUG: Timed Up & Go Test
TMT-A: Trail making test Part A

表5-2　各測定項目の相関分析

	CS-30	Frail CS-10	大腿四頭筋筋力
年齢	0.27	0.19	-0.07
身長	-0.23	-0.17	0.05
体重	0.15	0.05	0.32
握力	0.47 **	0.51 **	0.70 **
外周面積	-0.35	-0.32	-0.21
総軌跡長	-0.34	-0.24	-0.29
通常歩行時間	-0.20	-0.40 *	-0.21
最速歩行時間	-0.36 *	-0.50 **	-0.18
TUG	-0.49 **	-0.62 **	-0.18
TMT-A	-0.36 *	-0.36 *	-0.32

CS-30: 30-sec Chair Stand test; CS-30　　　　* $p<0.05$　**$p<0.01$
Frail CS-10: 10-sec Chair Stand test for Frail Elderly
TUG: Timed Up & Go Test
TMT-A: Trail making test Part A

3. 考　察

　本研究対象者の CS-30 実施回数は平均 11.0 回であり、中谷ら（2003）の示す 80 歳以上の「やや劣っている」に相当する。また、今回の対象者の Frail CS-10 の平均値は 3.7 回であった。岩瀬ら（2014）は、平均年齢が 78.7 歳の高齢入院患者 118 名を対象に、Frail CS-10 を用いて病棟内自立歩行を許可するための判定基準を検討した結果、そのカットオフ値が 2.5 回であったことを報告している。本研究では、自力歩行が可能であることを条件に対象の範囲を定めたため、重度に生活機能が障害された高齢者は含まれていない。このことが本研究の限界であり、本研究結果を解釈する際に注意が必要である。

　相関分析の結果、CS-30 と Frail CS-10 は、ともに握力・最速歩行時間・TUG・TMT-A との間に有意な相関が認められた。握力は、高齢者の全身的な体力を表す指標となることが報告（池田ら，2011）されている。また、本研究における最速歩行時間は 5 m の距離を計測したが、新開ら（2000）は 5 m 歩行速度が高齢者の活動的余命の予測因子として最も優れていたと報告している。よって、今回検討した CS-30 と Frail CS-10 についても、体力の総合的な指標となり得る可能性が示された。

　TUG は、高齢者の動的バランステストとして Podsiadlo ら（1991）により開発され、わが国においてもその有用性が数多く報告（島田ら，2006；Asai ら，2018）されている。CS-30 および Frail CS-10 と TUG との相関係数は、今回測定した項目のなかで最も高かった。TUG はこれら立ち上がりテストと共通の椅子からの立ち座り動作を含んでいることに加え、先行研究においても TUG と CS-30（田中ら，2013）および Frail CS-10（村田ら，2010）との間に有意な相関が認められていることからも本結果と矛盾しない。CS-30 と Frail CS-10 は、ともに下肢筋力テストのみならず、動的バランステストとしても使用できることが示唆された。

　TMT-A（Tombaugh ら，2004）は、注意の持続機能を反映するテストとして一般に普及しており、CS-30 との関連も既に報告（大杉ら，2014）されている。CS-30 は、起立と着座動作を 30 秒間繰り返し行うことが要求されるため、対象者の注意の持続機能が影響することは容易に想像できる。今回の結果から、虚弱高齢者を対象とした場合、10 秒間と短時間の施行である Frail CS-10 でも、下肢筋力のみならず注意機能の関与を考慮する必要性が確認された。

　さらに、Frail CS-10 は通常歩行時間とも有意な相関が認められた。森ら（2019）は、筋肉量減少が認められるプレサルコペニア高齢者では、最速歩行に加え通常速度で歩行しても、下肢筋力との有意な相関が認められたと報告している。本研究では筋肉量の計測は行なっていないが、本研究対象者は要介護認定を受けるほど体力が低下しており、筋肉量が減少していることは明らかである。また Frail CS-10 は、下肢筋力との関連が

指摘されている最速歩行時間やTUGとの相関係数がCS-30のそれより高値を示したことから、デイサービス利用高齢者の下肢機能評価法として適していることが示唆された。

　一方、CS-30とFrail CS-10はともに年齢・身長・体重、および静的立位バランスの指標とした重心動揺の外周面積と総軌跡長とは有意な相関を認めなかった。田口ら（1999）は、立ち上がり動作では座面が低いほど膝関節伸展モーメントが有意に大きいことを明らかにしている。本研究では40cmの高さの椅子をすべての対象者の立ち上がりテストに用いたことから、身長差が立ち上がり回数に影響することが想定される。ただし、本研究対象者における身長の標準偏差は5.1cmとばらつきが小さかったために、立ち上がり回数と身長との間に関連が認められなかった可能性が高い。また、重心動揺の測定値とも関連は認められなかったが、臼田ら（1999）は地域在住女性高齢者の下肢筋力と重心動揺には関連が認められなかったことを報告しており、本研究でも先行研究を追認する結果が得られた。よって、立ち座り動作を繰り返すCS-30とFrail CS-10は、ともに静的バランスとは関連しないテスト法であることが確認された。

　なお、下肢筋力の代表値として多くの研究で測定されている大腿四頭筋筋力は、握力以外とは有意な相関を示さなかった。HHDを用いた大腿四頭筋筋力評価は携帯性に優れ、評価手順が簡便なことから、臨床応用されている評価法（加藤ら，2001）である。しかしながら、大腿四頭筋筋力による単一筋の評価では、要介護認定を受けるほど虚弱な高齢者の身体機能を捉えることは困難なのかもしれない。

　これらの知見から、特別な機器を必要とせず、CS-30よりも簡便に短時間で実施できるFrail CS-10は、デイサービス利用高齢者の歩行能力や動的バランスを反映する下肢機能評価法であることが示唆された。ただし、本研究で対象としたデイサービス利用高齢者は要支援認定を受けた者が大半を占め、要介護1～5と身体および認知機能障害が重度化した高齢者が極端に少なく、結果を一般化するには課題が残った。今後は、身体および認知機能障害別に検討を重ね、立ち上がりテストの適応範囲を明確にする必要がある。

　なお、本研究の内容は「村田　伸，合田明生，中野英樹・他：デイサービス利用高齢者における異なる立ち上がりテストと身体機能との関連．ヘルスプロモーション理学療法研究，2020，10(2): 67-71」に掲載された論文に加筆・修正を加えたものである。

第２節　元気高齢者における 異なる立ち上がりテストと身体機能との関連

　老化によりあらゆる身体機能が低下するが、とくに下肢機能の低下は高齢者の日常生活活動（Activity of daily living; ADL）の低下に直結しやすい。加齢による筋力低下は上肢より下肢に大きく（Brooks ら，1994）、下肢筋群の中でも大腿四頭筋の筋力低下が早い時期から生じやすい（佐藤ら，1999）。この大腿四頭筋筋力を中心とした下肢筋力の低下は、歩行能力の低下を引き起こし（森ら，2019）、転倒要因にもなり得ることが報告（Lord ら，1991）されている。よって、筋力を中心とした下肢機能を簡便に評価することは、超高齢社会を迎えたわが国にとって急務の課題である。

　高齢者の下肢機能を簡便に評価する方法として、Jones ら（1999）は 30 秒間に何回椅子から立ち上がれるかを評価する、「30 秒椅子立ち上がりテスト（30-sec Chair Stand test; CS-30）」を開発した。この CS-30 は、高齢者の下肢伸展筋力と高い相関を示し、大腿四頭筋筋力とも中程度の相関が確認（Jones ら，1999）されている。わが国には、2000 年代に入り中谷ら（2002）により紹介され、普及したテスト法である。ただし、Jones らや中谷らが報告している CS-30 は、胸の前で腕を組むことで上肢の支持を制限した立ち上がりを課題動作としているため、要介護認定を受けるほど虚弱な高齢者には立ち上がれない者も少なくない。

　そこで著者ら（2010）は、従来の CS-30 における立ち上がり方法に修正を加え、虚弱高齢者にも行いやすい方法で、施行時間を 10 秒間とした「虚弱高齢者用 10 秒椅子立ち上がりテスト（10-sec Chair Stand test for Frail Elderly; Frail CS-10）」を考案した。Frail CS-10 は再現性に優れ（村田ら，2010）、下肢筋力のみならず歩行能力やバランス能力を反映する評価法であることがすでに報告（村田ら，2010）されている。さらに著者ら（2020）は、要介護高齢者を対象に Frail CS-10 と CS-30 ならびに大腿四頭筋筋力測定を併せて行い、各種身体機能との相関分析から、要介護高齢者に効果的な下肢機能評価法を検討している。その結果、Frail CS-10 が要介護高齢者の下肢筋力や動的バランス評価として最も有用であることを報告した。ただし、著者ら（2020）の報告は要介護高齢者を対象にしており、高齢者の大半を占める自立生活を営む高齢者にも該当するとは限らない。

　本研究では、自立生活を営む地域在住女性高齢者を対象に、Frail CS-10 と CS-30 を併せて行い、上下肢・体幹の筋力、柔軟性、静的・動的立位バランスとの関連から、地域在住女性高齢者に適した簡易下肢機能評価法を検討した。

1．対象と方法

①　対　象

　対象は、Y市の高齢者交流事業に参加登録している高齢者のうち、2019年9月に実施された体力測定会に参加し、測定データに欠損値がなかった女性高齢者158名とした。ただし、Mini-Mental State Examination（MMSE）の得点が、認知機能障害ありと考えられる23点以下の4名を除外した154名（平均年齢73.9±5.6歳、平均身長152.1±5.4cm、平均体重50.9±6.8kg）を解析対象とした。なお、対象者に要介護認定を受けた高齢者はいなかった。

　対象者には事前に測定内容や測定結果の取り扱いについて十分に説明し、書面にて同意を得たのちY市の保健師立会いのもとで行った。測定は、市の防災センター研修室で実施したが、対象者は自家用車や自転車、あるいは徒歩によって自ら調査に参加できる高齢者であった。

②　方　法

　身長および体重を計測した後、CS-30とFrail CS-10の他、上肢・下肢・体幹の筋力の指標とした握力・大腿四頭筋筋力・足趾把持力・上体起こし回数、柔軟性の指標とした長座体前屈距離、静的立位バランスの指標とした片足立ち保持時間、動的立位バランスの指標としたTimed Up & Go Test（TUG）を評価した。

　CS-30は、中谷ら（2002）の方法に従い、肘かけのない高さ40cmの椅子を使用し、両上肢を胸の前で組んだ椅子座位で実施した。開始の合図で椅子座位から膝関節が完全伸展する立位となり、再び着座するまでを1回とし、30秒間における合計回数を計測した（図5-3）。

　Frail CS-10は、村田ら（2010，2010，2020）の方法に従い、肘かけのない高さ40cmの椅子を使用し、座位で両上肢を膝の上に置いた状態から測定を開始した。CS-30と同様に、開始の合図で椅子座位から膝関節が完全伸展する立位となり、再び着座するまでを1回としてカウントするが、測定中の上肢はフリーにして10秒間の合計回数を計測した（図5-3）。

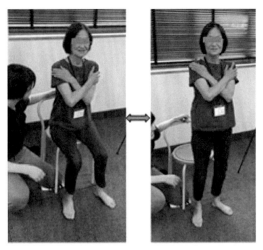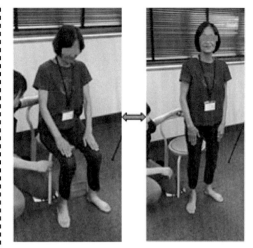

30-sec Chair Stand test

両上肢を胸の前で組み、30秒間に何回立ち座り動作が行えるかを測定する。

10-sec Chair Stand test for Frail Elderly

両上肢を膝の上に置き、10秒間に何回立ち座り動作が行えるかを測定する。

図5-3　異なる立ち上がりテストの方法

　握力の測定には、デジタル式握力計（T.K.K.5401、竹井機器工業製）を用いた。文部科学省が示す新体力テスト実施要項（文部科学省，2019）に基づき、示指の第2関節がほぼ直角になるように握りを調節した。測定時に握力計が体に触れないように指示した。測定は左右2回ずつ行い、その左右の最大値の平均を代表値とした。

　大腿四頭筋筋力の測定には、Hand-Held Dynamometer（HHD）（μTas F-1、アニマ社製）を用いた。測定は、加藤ら（2001）の方法に従い、対象者には端座位にて膝関節90°屈曲位で、体幹を垂直位に保ち、代償を防ぐために腕は胸の前で組むよう指示した。HHDのセンサーパッドはベルトで固定し、測定中はセンサーパッドのずれを防止するため、検者が前方で軽く支持した。測定は左右2回ずつ行い、その左右の最大値の平均を代表値とした。

　足趾把持力の測定には、足指筋力測定器（T.K.K.3664b、竹井機器工業製）を使用した。測定肢位は端座位とし、体幹垂直位、股関節90度、膝関節90度屈曲位で実施した。上肢は胸の前で組ませて、測定は左右2回ずつ行い、その左右の最大値の平均を代表値とした。

　上体起こし回数は、文部科学省新体力測定実施要項（文部科学省，2019）に従い、背臥位で膝関節90度屈曲位にて測定者が両膝を押さえ固定し、30秒間で両肘が大腿部についた回数を記録した。

　長座体前屈距離の測定は、デジタル式長座体前屈測定器（T.K.K.5412、竹井機器工業製）を使用した。文部科学省新体力測定実施要項（文部科学省，2019）に従い、初期姿

勢は長座位で壁に背部と後頭部を接触させ、肩幅の広さで両肘を伸展させたまま、測定器の手前端に手掌の中央部分を置いた姿勢とした。測定は、両手を測定器から離さずにゆっくりと体幹を前屈し、膝伸展位を保持した状態で最大に前屈した距離を2回測定してその最長距離を代表値とした。

　開眼片足立ち時間の測定は、文部科学省新体力測定実施要項（文部科学省，2019）に従い、裸足で両手を体側につけた状態で、片足を上げた時から足が床に着くまでの時間をデジタルストップウォッチで測定した。測定は、左右2回ずつ行い、それぞれの最長時間の平均を代表値とした。

　TUG（Podsiadloら，1991）は、肘かけのない高さ40cmの椅子に腰かけた姿勢から立ち上がり、3m先のコーンを回って着座するまでの時間をストップウォッチで測定した。本研究では最大努力で動作を行った所要時間を測定値（島田ら，2006）として採用した。

③　統計学的解析法

　統計処理は、対象者のCS-30およびFrail CS-10の測定値と年齢、身長、体重、握力、大腿四頭筋筋力、足趾把持力、上体起こし回数、長座体前屈距離、片足立ち保持時間、TUGとの関連をピアソンの相関係数を求めて検討した。さらに、CS-30とFrail CS-10をそれぞれ従属変数とし、単相関分析で有意な相関が認められた項目を説明変数とした重回帰分析（強制投入法）を行った。なお、統計解析にはIBM社製SPSS Statistics Version24.0を用い、有意水準は5％とした。

2．結　果

　対象者154名の各測定値の平均値と標準偏差を表5-3に示す。相関分析の結果、CS-30とFrail CS-10は、ともに年齢、握力、大腿四頭筋筋力、足趾把持力、上体起こし回数、長座体前屈距離、片足立ち保持時間、TUGとの間に有意な相関が認められ、身長と体重とは有意な相関が認められなかった（表5-4）。なお、CS-30とFrail CS-10との相関係数は0.890（p<0.01）であり、極めて高い正の相関が認められた。

表5-3　各測定項目の平均値と標準偏差

	平均値	標準偏差
年齢（歳）	73.9	5.6
身長（cm）	152.1	5.4
体重（kg）	50.9	6.8
CS-30（回）	22.6	6.0
Frail CS-10（回）	7.0	1.8
握力（kg）	23.1	4.3
大腿四頭筋筋力（kg）	19.3	4.4
足趾把持力（kg）	7.3	3.1
上体起こし回数（回）	8.5	6.6
長座体前屈距離（cm）	36.0	8.8
片脚立ち保持時間（秒）	32.8	30.9
ＴＵＧ（秒）	5.6	1.1

CS-30: 30-sec Chair Stand test
Frail CS-10: 10-sec Chair Stand test for Frail Elderly
TUG: Timed Up & Go Test

表5-4　各測定項目の相関分析

	CS-30		Frail CS-10	
年齢	-0.239	**	-0.287	**
身長	0.015		0.086	
体重	-0.021		-0.008	
握力	0.262	**	0.282	**
大腿四頭筋筋力	0.454	**	0.492	**
足趾把持力	0.303	**	0.330	**
上体起こし回数	0.345	**	0.421	**
長座体前屈距離	0.198	*	0.202	*
片脚立ち保持時間	0.332	**	0.327	**
ＴＵＧ	-0.543	**	-0.541	**

*p<0.05　**p<0.01
CS-30: 30-sec Chair Stand test
Frail CS-10: 10-sec Chair Stand test for Frail Elderly
TUG: Timed Up & Go Test

　重回帰分析の結果、CS-30 と Frail CS-10 を従属変数として有意な関連要因として抽出された項目は、ともに大腿四頭筋筋力、上体起こし回数、TUG の３項目であった（表5-5）。

表5-5　立ち上がり回数を従属変数とした重回帰分析

		標準偏回帰係数	95%信頼区間		p値	VIF
			下限値	上限値		
CS-30	年齢	0.154	-0.008	0.319	0.062	1.602
	握力	-0.096	-0.367	0.092	0.239	1.592
	大腿四頭筋筋力	0.241	0.101	0.571	0.005	1.740
	足趾把持力	-0.046	-0.418	0.237	0.587	1.695
	上体起こし回数	0.153	0.003	0.277	0.045	1.367
	長座体前屈距離	0.066	-0.051	0.145	0.343	1.134
	片脚立ち保持時間	0.098	-0.012	0.050	0.221	1.517
	TUG	-0.476	-4.013	-1.937	<0.001	1.695
	調整済みR²	0.361			<0.001	
Frail CS-10	年齢	0.061	-0.030	0.067	0.451	1.603
	握力	-0.130	-0.123	0.012	0.106	1.593
	大腿四頭筋筋力	0.239	0.030	0.173	0.006	1.826
	足趾把持力	0.000	-0.097	0.096	0.998	1.702
	上体起こし回数	0.243	0.026	0.108	0.001	1.394
	長座体前屈距離	0.089	-0.009	0.048	0.186	1.135
	片脚立ち保持時間	0.029	-0.007	0.011	0.706	1.505
	TUG	-0.420	-1.095	-0.484	<0.001	1.692
	調整済みR²	0.392			<0.001	

CS-30: 30-sec Chair Stand test
Frail CS-10: 10-sec Chair Stand test for Frail Elderly
TUG: Timed Up & Go Test

3．考　察

　本研究対象者の CS-30 実施回数は平均22.6回であった。中谷ら（2003）は、CS-30 の年代別平均値を検討しているが、本研究対象者の平均年齢に該当する70歳代女性の平均回数は16.3回であり、本対象者の平均回数は「優れている」から「やや優れている」の判定に該当する。また、今回対象とした高齢者の Frail CS-10 の平均値は７回であった。高齢入院患者118名を対象に行った岩瀬ら（2014）の研究では、自立歩行を許可す

るFrail CS-10のカットオフ値が2.5回と報告しており、本研究対象者はその基準の2.8倍も立ち上がりが可能であった。これらのことから、本研究で対象とした女性高齢者の立ち上がり能力は、一般的な高齢者よりも高いことが示唆された。

　単相関分析の結果、CS-30とFrail CS-10は、身長と体重以外のすべての体力測定値（上下肢・体幹の筋力、柔軟性、静的・動的立位バランス）と有意な相関が認められた。このことから、CS-30とFrail CS-10は、ともに体力の総合的な指標となり得る可能性が示された。今回、身長と体重には有意な相関が認められなかったが、本研究では椅子の高さを40cmに固定したことから、とくに身長差が立ち上がり回数に影響することが想定される。田口ら（1999）は、立ち上がり動作では座面が低いほど膝関節伸展モーメントが有意に大きいことを明らかにしている。ただし、本研究対象者における身長の標準偏差は5.4cmとばらつきが小さかったために、立ち上がり回数と身長との間に関連が認められなかった可能性が高い。

　さらに重回帰分析の結果、CS-30とFrail CS-10はともに下肢筋力の指標とした大腿四頭筋筋力、体幹筋力の指標とした上体起こし回数、動的バランスの指標としたTUGの3項目と独立して関連することが示された。すなわち、CS-30とFrail CS-10はともに下肢筋力のみならず、体幹筋力と動的バランスが必要とされるテストであることが示唆された。なかでも、標準偏回帰係数からその関係の強さを判断すると、CS-30およびFrail CS-10はともにTUGとの関連が最も強かった。TUGは、高齢者の動的バランステストとしてPodsiadloら（1991）により考案され、わが国においてもその使用頻度は高い（島田ら，2006）。TUGは、今回検討した立ち上がりテストと同様に、椅子からの立ち座り動作を含んでいることに加え、先行研究においてもTUGとCS-30（田中ら，2013）およびFrail CS-10（村田ら，2010）との間に有意な相関が確認されている。よってCS-30とFrail CS-10は、ともに下肢筋力テストのみならず、動的バランステストとしても使用できることが多変量解析によって検証された。

　なお、本研究における単相関および重回帰分析の結果は、CS-30とFrail CS-10に明確な差異を示さなかった。また、CS-30とFrail CS-10との相関係数は0.890と極めて高い。Frail CS-10は、CS-30の立ち上がり方法と施行時間に修正を加え、虚弱高齢者用に改変したテスト法（村田ら，2010）である。今回の結果からFrail CS-10は、健康度の高い地域在住女性高齢者を対象としても、CS-30と同程度に下肢機能を表す指標であることが示された。

　これらの知見から、特別な機器を必要とせず、簡便に実施できるCS-30とFrail CS-10は、地域在住女性高齢者の下肢筋力や動的バランス評価として有用であることが示唆された。とくにFrail CS-10は、上肢を体幹に固定することなく短時間で実施できる方法である。高齢者にとって、より安全に負担をかけずに実施できることから、高齢者の簡易下肢機能評価法として汎用性の高いテストであることが示唆された。

　なお、本研究の内容は「村田　伸，合田明生，白岩加代子・他：地域在住女性高齢者における異なる立ち上がりテストと身体機能との関連. ヘルスプロモーション理学療法研究, 2020, 10(3): 105-110」に掲載された論文に加筆・修正を加えたものである。

第6章

市販体重計を用いた
下肢機能評価法の開発

第1節　市販体重計を用いた座位での下肢荷重力測定法

　一般的に「機能」とは、相互に連関し合って全体を構成しているものの各要素や部分が、それぞれ担っている固有の役割のことであり、その役割を果たすことを指す。ただし、理学療法領域における「機能」とは、運動機能とその運動機能が果たす能力を意味する。すなわち、下肢機能には関節可動域、筋力、持久力、運動の速さなどが該当し、運動能力は立ち座りや立位保持などの身体を支える機能、歩行や走行、階段昇降などの移動機能が該当する。

　加齢によりあらゆる身体機能が低下するが、とくに下肢機能の低下は高齢者の日常生活活動（Activity of daily living; ADL）の低下に直結しやすい。加齢による筋力低下は上肢より下肢に大きく（Brooks ら，1994）、下肢筋群の中でも大腿四頭筋の筋力低下が早い時期から生じやすい（佐藤ら，1999）。この大腿四頭筋筋力の低下は、立位バランスの低下や歩行能力の低下を引き起こし（Rantanen ら，2001；Ferrucci ら，1997）、転倒要因にもなり得ることが報告（Lord ら，1991）されている。よって、筋力を中心とした下肢機能を簡便に評価することは、高齢者の増加が著しいわが国にとって急務の課題である。

　現在普及している下肢機能の定量的評価方法には、等速性筋力測定機器やハンドヘルドダイナモメーターによる筋力測定（Van ら，1996；江西ら，1992；Takazawa ら，2003；西島ら，2004）や立位における重心動揺の測定（時田，1986；松永，1986）などがある。しかし、これらの方法は、使用する測定機器が高価なものが多く、測定できる臨床現場は限られている。吉村ら（1995）や山崎ら（1998）は、下肢全体の伸展筋力を独自の測定器具を用いて定量的に評価しているが、測定時の設定が複雑であり、一般的に普及していない。

　そこで著者らは、市販されている体重計を用いた下肢の粗大筋力測定法である「座位での下肢荷重力測定法」を考案した。本研究では、その測定方法を紹介するとともに、介護老人保健施設に入所中の要介護高齢者を対象に実施した測定値の再現性と妥当性について報告する。

1. 対象と方法

① 対　象

　対象は、介護老人保健施設に入所中の43名（男性5名、女性38名）の要介護高齢者であり、平均年齢は84.8±6.5歳、平均体重は47.5±8.4kgであった。本研究で対象とした要介護高齢者は、要介護認定が要介護1から要介護4と判定されている高齢者である。障害は身体障害に限定し、精神障害を有する者は除外した。対象者の既存疾患は、大腿骨頸部骨折や脊椎圧迫骨折などの骨折後遺症が18名で最も多く、次いで変形性関節症12名、内科疾患11名、脳血管障害後遺症8名、呼吸器疾患6名、循環器疾患6名、その他11名であった。要介護度は要介護1が22名で最も多く、次いで要介護2が13名、要介護3が6名、要介護4が2名であった。また、対象としたすべての高齢者が、測定に支障を来すほどの知的障害はなかった。

　対象者の歩行能力は、25名が歩行可能、20名が歩行不能であった。歩行可能者の内訳は独歩8名、杖歩行14名、押し車使用3名であった。なお、対象者には研究の趣旨と内容について十分説明し、同意を得た後研究を開始した。

② 座位での下肢荷重力測定の方法

　測定姿位は、治療台（プラットホーム型：高さ45cm）に端座位をとり、足底に体重計を置いた状態で治療台端と膝窩部間を拳一個分空ける（図6-1）。測定開始の合図とともに、下肢で体重計を垂直方向に最大努力下で3秒間押してもらった。その際、体幹の矢状面および前額面での動きは制限せず、体重計を押し易い姿勢をとらせたが、殿部を治療台から離さないように留意した（図6-2）。測定は左右2回ずつ行い、左右の最大値を合計して下肢荷重力（kg）とし、体重比百分率（％）に換算した。

　なお、下肢荷重力の再現性を検討するため、全対象者45名のうち、協力の得られた20名の下肢荷重力について、2週間後に同様の方法で再度測定した。

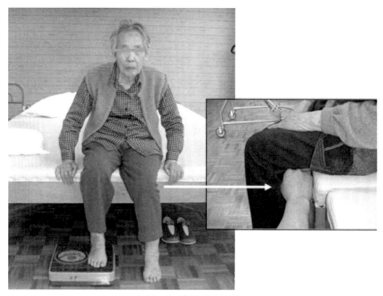

図6-1　測定開始姿位

治療台（プラットホーム型：高さ45 cm）に端座位をとり、足底に体重計を
置いた状態で治療台端と膝窩部間を拳一個分空ける。

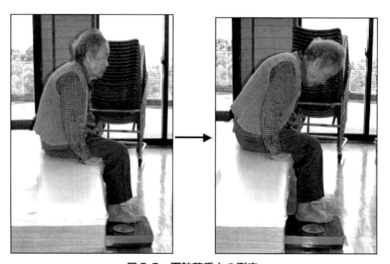

図6-2　下肢荷重力の測定

下肢で体重計を最大努力下で3秒間押す。その際、殿部を治療台から離さ
ないように留意した。

③　日常生活活動 (Activities of Daily Living; ADL) の評価

ADL は、Barthel Index (BI) によって評価した。食事動作、移乗動作、整容、トイレ動作、入浴、移動、階段昇降、更衣、排便の管理、排尿の管理の 10 項目を、それぞれの自立度に応じて 5、10、15 点を配点し、その総計を 100 点満点として評価した。

④　歩行速度の測定法

歩行速度は、平地 5 m の最速歩行による所要時間をストップウォッチで計測したが、歩行開始時と終了時の加速と減速を考慮し、測定区間の 3 m 手前から 3 m 奥までの 11 m を歩行区間とした。測定は 2 回連続して行い、最速値 (m/sec) を代表値とした。

⑤　統計学的解析法

抽出された下肢荷重力の再現性は、対応のある t 検定およびテスト－再テスト法による級内相関係数 (Intraclass correlation coefficient: ICC) を用いて検討した。また、下肢荷重力の妥当性を検討するため、対象者の下肢荷重力と BI および歩行速度との関連性をピアソンの相関係数を求めて検討した。

さらに、歩行可能群と歩行不能群の下肢荷重力を対応のない t 検定を用いて比較した。また、両群を最もよく判別する下肢荷重力を判別分析によって検討し、判別点となる下肢荷重力値とその的中率を求めた。

2．結　果

①　座位での下肢荷重力の再現性

対象者 43 名の下肢荷重力は 20.0 ± 8.7 kg であり、下肢荷重力体重比は 43.0 ± 18.4% であった。再現性を検討した 20 名の初回測定時の下肢荷重力は平均 21.0 ± 8.3 kg、2 回目の下肢荷重力は平均 19.0 ± 8.9 kg であり、2 群間に有意差は認められず、ICC は 0.823 であった。

②　座位での下肢荷重力の妥当性 (下肢荷重力と ADL および歩行速度との関連)

対象者の BI は、25 点から 100 点で平均 79.0 ± 20.0 点であった。下肢荷重力体重比と BI とは、有意な正の相関が認められた (図 6-3)。

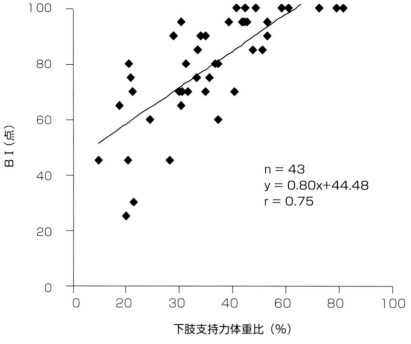

図6-3　下肢荷重力体重比とＢＩとの関係
有意な正の相関が認められた（p＜0.01）。

　対象者43名のうち、自力歩行が可能であったのは25名であり、その平均歩行速度は0.73 ± 0.31 m/ 秒であった。下肢荷重力体重比と歩行速度においても、有意な正の相関が認められた（図6-4）。また、歩行速度とBIとは、相関係数0.63（p＜0.01）で有意な正の相関が認められた。

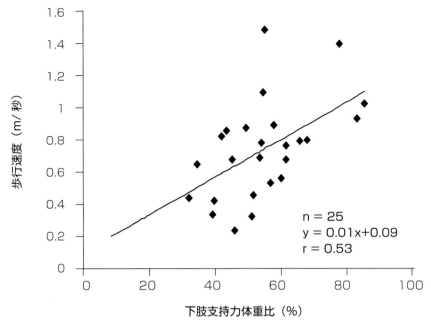

図6-4　下肢荷重力体重比と歩行速度との関係
有意な正の相関が認められた（p<0.01）。

③　座位での下肢荷重力による歩行可能群と不可能群の判別

　歩行可能群25名の下肢荷重力体重比の平均は54.3 ± 13.8% であり、歩行不能群18名の平均下肢荷重力体重比27.3 ± 10.9% より、有意に高かった（p<0.01）。

　さらに、判別分析の結果、歩行可能群と不可能群を最もよく判別する下肢荷重力体重比の判別点は42.9% であり、判別的中率は86.0% であった。なお、下肢荷重力体重比が50% 以上であれば、対象としたすべての高齢者が歩行可能であった（図6-5）。

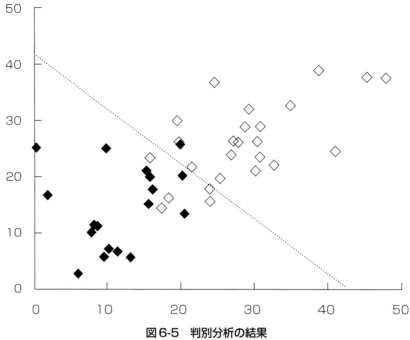

図6-5　判別分析の結果

判別点は42.9%、判別的中率は86.0%である。

3. 考　察

　下肢の最も重要な機能は、身体を支える支持機能であることは言うまでもない。先行研究では、下肢筋力の代表値として大腿四頭筋筋力を座位で測定し、その測定値と立位保持能力や歩行能力との関連性が報告されている（江西ら，1992；Takazawaら，2003；西島ら，2004）。

　しかし、立位や歩行に必要な下肢機能は、たんに膝関節の伸展筋力のみではなく、体重を支える下肢の支持力と考えられるが、座位での下肢荷重力を定量的に評価した報告は見当たらない。そこで、市販の体重計を用いて下肢荷重力を測定したが、測定値の再現性は良好（ICC = 0.823）であり、十分に臨床現場で使用できる再現性が確認された。

　下肢荷重力値の妥当性を検討するため、下肢荷重力体重比とBIおよび歩行速度との関連性を検討した。その結果、対象例における下肢荷重力体重比とBIおよび歩行速度ともに有意な正相関が認められた。これらのことから、本方法で測定した下肢荷重力は、身体障害を有する高齢者のADL能力や歩行速度と密接な関連を持つものと考えられる。

　佐直ら（1993）は、脳卒中片麻痺患者の立位バランスと大腿四頭筋筋力との関連性を報告し、鈴木ら（1992）は、大腿四頭筋筋力と歩行速度との関連性を報告している。いずれの報告も、大腿四頭筋筋力が、脳卒中片麻痺患者の立位バランスや歩行能力の予後予測に使用できると述べている。一方、筋電図学的研究では、立位や歩行時における大

腿四頭筋の筋活動量は低いとの報告（神戸ら，1993）もある。

　吉村ら（1995）は、この大腿四頭筋筋力に代わる指標として、独自の測定方法により片脚伸展筋力を測定し、立位や歩行能力に必要な下肢機能の指標となり得ることを報告している。しかし、吉村らの測定方法は設定が複雑で、検者も2名を必要とする。また、測定装置にかかる費用が70万から80万円とされ、臨床的に用いるには問題も多い。本方法による下肢荷重力は、市販体重計と標準的な治療台のみで測定できるため、臨床現場で容易に測定できるという利点がある。

　さらに、身体障害を有する高齢者について、歩行可能な下肢荷重力の推定が可能か否かを検討した。その結果、歩行可能群と不可能群の下肢荷重力に明らかな有意差が認められ、86.0%の判別的中率（判別点＝下肢荷重力体重比42.9%）で、歩行可能群と不可能群を判別することができた。また、下肢荷重力体重比が50%以上であれば、対象としたすべての高齢者が歩行可能であった。

　池添ら（1997）や前田ら（2000）は、大腿四頭筋筋力をハンドヘルドダイナモメーターで測定し、歩行可能群と不可能群の判別を行っている。それによると、池添らは判別点を大腿四頭筋筋力体重比44.1%、判別的中率75.0%と報告し、前田らは、大腿四頭筋筋力が体重の約50%で歩行可能と報告している。今回測定した下肢荷重力が、これら大腿四頭筋筋力を測定した先行研究と類似した結果が得られた理由については明らかにできないが、興味深い結果であり今後の研究課題としたい。

　これらの知見より、本方法による下肢荷重力の測定は、大まかな基準ではあるが、要介護高齢者の簡易下肢機能評価法として有用であることが示唆された。とくに、座位で測定が可能なため、立位や歩行が困難、あるいは治療上立位動作が許可されていない高齢者の予後予測に使用できる可能性が示された。

　本研究は、要介護高齢者における簡易下肢機能評価法の初期調査として行われた。よって本研究の限界と今後検討すべき課題は多い。本結果の適応範囲は、障害を有する高齢者のなかでも施設入所中の活動範囲が低い高齢者に限定される。今後対象者を増やし、年齢や活動レベル、疾患別などの比較を行い、下肢荷重力測定の適応と適応除外を明確にする必要がある。また、本方法で測定した下肢荷重力は、下肢筋力と重心の移動による下肢荷重量の複合力だと考えられるが、下肢荷重力が示す測定値における下肢筋力や荷重量の貢献度の割合に関する検討が必要である。さらには、下肢荷重力を高めることが歩行能力の向上につながるのか否か、下肢荷重力を効果的に高めるためにはどうすればよいかなど、縦断的研究や介入研究によって検証することが重要となる。

　なお、本研究の内容は「村田　伸，宮崎正光：障害高齢者の簡易下肢機能評価法－市販体重計を用いた下肢支持力の測定. 理学療法科学，2005，20(2): 111-114」に掲載された論文に加筆・修正を加えたものである。

第2節　座位での下肢荷重力の性差および男女別の検討

　世界一の長寿国（厚生労働省，2020）となったわが国では、多くの人々が人生80年代を迎えるようになり、高齢者の健康問題には多くの関心が集まっている。高齢者が住み慣れた地域で、健康で自立した日常生活を営むことは、高齢者自身の希望に止まらず社会全体の希望といっても過言ではない。急速な勢いで高齢化が進むわが国において、在宅で生活する高齢者のケア、とくに介護予防の重要性は今後さらに高まると考えられる。

　介護予防とは、要介護状態の発生をできる限り防ぐ（遅らせる）こと、あるいは要介護状態にあってはその悪化をできる限り防ぐことと定義される（辻，2006）。2006年の介護保険法の改正では、介護予防を重視した予防重視型システムへの転換が行われ、各自治体による介護予防事業が積極的に行われるようになった。この介護予防事業では、老化と廃用の悪循環を絶つことを最大の戦略目標（辻，2006）としているため、高齢者の運動機能の向上を目指した取り組みと、その効果判定のための機能評価が重要視されている。なかでも下肢筋力は、高齢者の身体能力の低下を予測する重要な因子（Guralnikら，1995）であることからも、筋力を中心とした下肢機能を簡便に評価することは、介護予防を行う上で非常に重要である。

　著者らは、虚弱高齢者の下肢機能を簡便かつ定量的に評価する方法として、市販体重計を用いた座位での下肢荷重力測定法を考案し、その測定値の再現性と妥当性について報告（村田ら，2005）した。なお、この測定法の利点は、場所を選ばず座位姿勢で簡単に測定できるため、その適応範囲が広く、高齢者自身でも安全に評価できる点である。ただし、先行研究における妥当性の検討は、日常生活活動（Activity of daily living; ADL）の評価指標であるBarthel Index、およびデジタルストップウォッチで計測した歩行速度との相関分析によって検討したに過ぎない。体力が低下した虚弱高齢者の下肢機能をどの程度反映するのかについては、既存の測定法と比較検討する必要があろう。また、高齢者であっても体力には性差（村田ら，2009）が考えられるが、座位での下肢荷重力の性差および男女別の検討はなされていない。

　そこで本研究は、虚弱高齢者を対象に、座位での下肢荷重力と下肢機能の代表値として測定されることの多い大腿四頭筋筋力を測定し、測定値の性差を検討するとともに、歩行能力やADL能力との関連から、どちらが虚弱高齢者の下肢機能をより反映するのかについて性別に検討した。

1．対象と方法

①　対　象

　対象は、S県内にある3カ所の通所リハビリテーション施設に通所、ならびに併設病院でリハビリテーションの通院治療を受けている虚弱高齢者177名（男性71名、女性106名）である。対象者の要介護認定区分は要支援1から要介護3であり、その大半は要支援1・2および要介護1であった。また、年齢と体重はそれぞれ男性が75.8±8.3歳、60.8±9.5kg、女性が79.7±8.7歳、47.3±9.9kg、（平均±標準偏差）であった。これら対象者は、本研究への参加の同意が得られること、重度の認知症が認められないことの条件を満たした。

②　方　法

　測定は、座位での下肢荷重力と大腿四頭筋筋力の他、歩行速度、Timed up & go test（TUG）、立ち上がり能力、ADL能力を評価した。

　座位での下肢荷重力は、治療台（プラットホーム型：高さ45cm）に端座位をとり、足底に体重計を置いた状態で治療台端と膝窩部間を拳一個分空ける。測定開始の合図とともに、下肢で体重計を垂直方向に最大努力下で5秒間押させた。その際、体幹の矢状面および前額面での動きは制限せず、体重計を押し易い姿勢をとらせたが、殿部を治療台から離さないように留意した。また、被験者の測定時の不安感と安全性を考慮して、上肢を軽く治療台の上に置くことを許可した。測定は、左右2回ずつ行い、その最大値の合計を下肢荷重力（kg）とし、体重比百分率（%）に換算して分析した。

　大腿四頭筋筋力の測定には、ハンドヘルドダイナモメーター（アニマ社製等尺性筋力測定装置μTas F-1）を用いた。測定は加藤ら（2001）の方法に従い、被験者を座位、膝関節90度屈曲位とし、ハンドヘルドダイナモメーターのセンサーパッドを下腿遠位部に設置して測定した。なお、再現性を高めるためにセンサーパッドをベルトで固定し、測定時に臀部が治療台から浮かないように留意した。測定は左右を2回行い、その最大値（kg）の合計を採用し、体重比百分率（%）に換算して分析した。

　歩行速度は、平地11mを最速歩行してもらい、中間の5mを測定区間として所要時間をデジタルストップウォッチで計測した。測定は2回連続して行い、その最速値（m/sec）を代表値とした。

　TUGは、高さ40cmの肘掛けのないパイプ椅子に腰掛けた姿勢から、3m前方のポールを回って着座するまでの時間をデジタルストップウォッチで計測した。測定は2回連続して行い、その最短時間（sec）を代表値とした。原法（Podsiadloら，1991）では「楽な速さ」で歩行するが、本研究では最大努力で行ってもらい、測定時の心理状態や教示の解釈の違いによる影響（島田ら，2006）を排除した。

　立ち上がり能力は、虚弱高齢者用 10 秒椅子立ち上がりテスト（10-sec Chair Stand test for Frail Elderly; Frail CS-10）で評価した。Frail CS-10 は、Jones ら（1999）により考案された CS-30 を参考に、虚弱高齢者用に修正して行った。原法（Jones ら, 1999）では、椅子座位で両上肢を組み、30 秒間に何回立ち上がりを繰り返すことができるかを評価する。本研究では、測定時間を 10 秒間とし、高さ 40 cm の肘掛けのないパイプ椅子を使用して、両上肢を膝の上に置いた状態からの立ち上がり回数を測定した。「はじめ」の合図と同時に、開始肢位から立ち上がりを開始し、直立姿勢まで立った後、直ぐに着座する動作を 1 回として 10 秒間繰り返した。ただし、立ち上がり途中で 10 秒経過した場合はカウントしなかった。なお、Frail CS-10 による測定値の信頼性と妥当性は既に確認されている（村田ら, 2010）。

　ADL 能力の評価は、実際の臨床場面や研究で最も使用頻度が高い（對馬ら, 2009）機能的自立度評価法（functional independence measure; FIM）を用いて評価した。FIM は、運動に関する 13 項目と認知に関する 5 項目の計 18 項目から構成されるが、本研究では運動に関する 13 項目（FIM motor sub scores: FIM-M）（辻ら, 1996；Granger ら, 1993）を評価した。よって得点範囲は 13 点から 91 点である。

③　統計学的解析法

　統計処理は、対象者の下肢荷重力と大腿四頭筋筋力について、歩行速度や TUG、Frail CS-10 および FIM-M との関連を、性別にピアソンの相関係数を求めて検討したが、Kolmogorov-Smirnov 検定により正規分布していることを確認した後行った。なお、歩行速度と TUG に関する分析は自力歩行が可能な男性 55 名と女性 83 名を対象に行った。

　さらに、下肢荷重力と大腿四頭筋筋力を従属変数、その他の変数を独立変数とした重回帰分析を行い、各変数間の影響の強さを標準編回帰係数で検討した。また、測定値の性差の比較には対応のない t 検定を用いた。なお、歩行速度と TUG に関する分析は、自力歩行が可能な男性 55 名と女性 83 名を対象に行った。統計解析には SAS 社製 StatView5.0 を用い、有意水準を 5% とした。

２．結　果

　各測定値の性差を表 6-1 に示す。対象者の下肢荷重力（$p < 0.01$）、大腿四頭筋筋力（$p < 0.01$）、Frail CS-10（$p < 0.05$）、歩行速度（$p < 0.05$）の 4 項目には有意差が認められ、男性の測定値が有意に高値を示した。一方、TUG と FIM-M の 2 項目には有意差は認められなかった（表 6-1）。

表6-1　各測定値の性差

	全体 n=177	男性 n=71	女性 n=106
下肢荷重力（％）	65.3 ± 17.8	70.8 ± 18.1	61.7 ± 16.6 **
大腿四頭筋筋力（％）	59.5 ± 18.2	68.8 ± 19.1	53.2 ± 14.6 **
歩行速度（m/sec）	0.9 ± 0.4	1.0 ± 0.5	0.8 ± 0.3 *
TUG（sec）	15.1 ± 9.4	14.6 ± 7.3	15.7 ± 11.5
Frail CS-10（回）	2.4 ± 2.1	2.9 ± 2.1	2.1 ± 2.1 *
FIM-M（点）	77.1 ± 15.2	77.0 ± 16.3	77.1 ± 15.2

注）　1）平均±標準偏差を示す。　**p<0.01、*p<0.05
　　　2）歩行速度とTUGは、歩行が自立している男性55名と女性83名の測定値を示す。
　　　3）TUG: Timed up & go test
　　　　FIM-M: functional independence measure motor sub scores
　　　　Frail CS-10: 10-sec chair stand test for frail elderly

　下肢荷重力と大腿四頭筋筋力との間には、男女ともに有意な相関が認められた。また、下肢荷重力と大腿四頭筋筋力はともに今回測定したすべての測定値と有意な相関が認められた（表6-2・6-3）。

表6-2　男性における各測定値の相関分析（n=71）

	下肢荷重力	大腿四頭筋筋力	歩行速度	TUG	Frail CS-10
大腿四頭筋筋力	0.46 **				
歩行速度	0.70 **	0.44 **			
TUG	-0.47 **	-0.31 *	-0.78 **		
Frail CS-10	0.60 **	0.55 **	0.77 **	-0.51 **	
FIM-M	0.58 **	0.43 **	0.62 **	-0.61 **	0.58 **

注）　1）**p<0.01、*p<0.05
　　　2）歩行速度とTUGに関する相関係数は、歩行が自立している55名で分析している。
　　　3）TUG: Timed up & go test
　　　　FIM-M: functional independence measure motor sub scores
　　　　Frail CS-10: 10-sec chair stand test for frail elderly

表6-3　女性における各測定値の相関分析 (n=106)

	下肢荷重力	大腿四頭筋筋力	歩行速度	TUG	Frail CS-10
大腿四頭筋筋力	0.53 **				
歩行速度	0.50 **	0.39 **			
TUG	-0.48 **	-0.30 *	-0.85 **		
Frail CS-10	0.56 **	0.54 **	0.58 **	-0.50 **	
FIM-M	0.51 **	0.38 **	0.48 **	-0.47 **	0.58 **

注)　1)**$p<0.01$、*$p<0.05$
　　　2)歩行速度とTUGに関する相関係数は、歩行が自立している83名で分析している。
　　　3)TUG: Timed up & go test
　　　　FIM-M: functional independence measure motor sub scores
　　　　Frail CS-10: 10-sec chair stand test for frail elderly

　さらに、下肢荷重力および大腿四頭筋筋力について、その他の変数との重回帰分析を行った結果、すべての変数間において大腿四頭筋筋力より下肢荷重力との標準回帰係数が高い値を示した(表6-4)。

表6-4　各変数間の標準化回帰係数

	男性 (n=71)		女性 (n=106)	
	下肢荷重力	大腿四頭筋筋力	下肢荷重力	大腿四頭筋筋力
歩行速度	0.70 **	0.44 **	0.50 **	0.39 **
TUG	-0.47 **	-0.31 *	-0.48 **	-0.30 *
Frail CS-10	0.60 **	0.55 **	0.56 **	0.54 **
FIM-M	0.58 **	0.43 **	0.51 **	0.38 **

注)　1)**$p<0.01$、*$p<0.05$
　　　2)歩行速度とTUGに関する標準化回帰係数は、歩行が自立している男性55人と女性83人で分析した。
　　　3)TUG: Timed up & go test
　　　　FIM-M: functional independence measure motor sub scores
　　　　Frail CS-10: 10-sec chair stand test for frail elderly

3.考　察

　本研究は、座位での下肢荷重力と大腿四頭筋筋力を測定し、立ち上がりや歩行能力ならびにADL能力との関連性から、どちらが要介護高齢者の下肢機能をより反映するのかについて検討した。その結果、下肢荷重力と大腿四頭筋筋力は、男女ともに今回測定したすべての歩行・立ち上がり能力、ADL能力と有意な相関が認められ、要介護高齢者の下肢機能を把握する評価尺度としての妥当性が示された。ただし、その相関係数から

関連の強さを判断すると、すべての項目で下肢荷重力の方が大腿四頭筋筋力よりも関連が強かった。これらの結果から、従来から下肢機能の代表値として用いられている大腿四頭筋筋力よりも下肢荷重力の方が、要介護高齢者の下肢機能をより反映することが示唆された。

　本研究で測定した座位での下肢荷重力、大腿四頭筋筋力、Frail CS-10、歩行速度の4項目には有意差が認められ、男性の測定値が女性の測定値よりも有意に高かった。これら4項目は、いずれも下肢筋力を中心とした下肢機能を表す指標（Rantanen ら，2001；Ferrucci ら，1997；村田ら，2006；村田ら，2007；村田ら，2010）とされ、先行研究（村田ら，2009）においても、高齢者の下肢筋力や歩行速度は女性より男性が有意に高いことが明らかであり矛盾しない。一方、TUG と FIM-M の2項目には性差が認められなかった。TUG は、歩行に加えて起立と着座や方向転換を含んだ動作であるため、歩行能力の評価のみならず、実際の日常生活場面に近い条件での動的バランス評価指標として用いられている（對馬ら，2009）。高齢者のバランス能力の性差に関する報告では、有意差を認める報告（島田ら，2006）と差がないとする報告（村田ら，2009）があり、一致した見解が得られていない。本研究の対象者は、そのすべてが要介護状態にあり、なかでも TUG が測定できたのは歩行が自立している要支援および要介護1の高齢者に限定された。それにより、TUG の測定値が一定の範囲内にあったために、性差が認められなかったと推察した。なお、FIM-M については先行研究（辻ら，1996；Granger ら，1993）でも性差は認められておらず、本研究でも先行研究を追認した。

　下肢荷重力と大腿四頭筋筋力は、男女ともに今回測定したすべての歩行・立ち上がり能力、ADL 能力と有意な相関が認められた。下肢の最も重要な機能は、身体を支える支持機能であることは言うまでもない。大腿四頭筋は膝の伸展に作用し、下肢の抗重力筋の代表的な筋であり、歩行能力を中心とした高齢者の起居移動動作能力との有意な関連については繰り返し報告（池添ら，1997；佐直ら，1993；江西ら，1992；西島ら，2004）されている。本研究においても、要介護高齢者の大腿四頭筋筋力は、男女を問わず歩行能力や ADL 能力と有意な相関が認められ、先行研究と矛盾しない。ただし、その標準偏回帰係数は下肢荷重力に比べるといずれも低かった。この理由について本研究では明らかにできないが、ヒトの歩行に関与するのは膝の伸展筋のみならず、屈筋ならびに股関節や足関節周囲筋であり、その一部の筋力を検討したに過ぎなかったためと推察した。

　これらの知見より、従来から下肢機能の代表値として用いられている大腿四頭筋筋力よりも下肢荷重力の方が、男女ともに要介護高齢者の下肢機能をより反映することが示唆された。本研究における座位での下肢荷重力測定法は測定場所を選ばず、検査・測定に関する専門的な知識や技術を必要としない測定法であることを目指して考案された。よって可能な限り安全に、また簡易な測定法であるいことを重視したため、いくつかの

　課題が残されている。例えば、測定値の標準化の問題である。本研究では左右の値を合算したうえで体重を除し標準化を行ったが、それでは体重の影響を二重に含めてしまう可能性がある。また、身長や下腿長などの体格差の影響についても検討する必要がある。しかしながら、下肢荷重力測定法は座位で測定が可能なため、とくに立位や歩行が困難、あるいは治療上立位動作が許可されていない高齢者にも、安全に測定できる利点があり、臨床で積極的に活用されることが望まれる。

　なお、本研究の内容は「村田　伸, 大田尾　浩, 村田　潤・他：要介護高齢者の簡易下肢機能評価法に関する研究－座位での下肢荷重力と大腿四頭筋筋力との比較. 日本在宅ケア学会誌, 2010, 14(1): 57-63」に掲載された論文に加筆・修正を加えたものである。

第7章

座位での下肢荷重力測定法に関する基礎研究

第1節　下肢荷重力測定における荷重量と下肢筋活動の関係

　下肢は、身体を支えて動作時の姿勢を保持する支持機能とともに、必要な場所へ身体を移動させる移動機能としての重要な役割を担っている。この下肢機能の低下は日常生活活動を制限し、さらには生活の質（QOL）に悪影響を及ぼすことは言うまでもない。在宅や医療現場において下肢機能の状態を定量的にモニターし、日常の定性的な変化に早期からアプローチすることは、QOL の維持・向上に向けて極めて重要である。一般的に下肢機能を定量的に測定する方法としては、等速性筋力測定機器やハンドヘルドダイナモメーターによる筋力測定や立位の重心動揺測定などが挙げられる（Van ら，1996；江西ら，1992；Takazawa ら，2003；西島ら，2004）。しかし、これらの方法で使用される計測機器は高価なものが多く、測定できる臨床現場は限られてしまう。

　先行研究において、著者らは市販の体重計を用いて片脚による踏む力（下肢荷重力）を座位で測定し、この体重計にかかる荷重力が介護老人保健施設に入所中の虚弱高齢者高齢者の歩行能力と有意な相関関係があることを報告（村田ら，2005）した。この結果は、体重計で測定する下肢荷重力が簡易下肢機能評価法として利用できる可能性を示している。

　しかしながら、この応力に対する基礎的なメカニズムは明らかにされておらず、下肢筋群がどのように活動し、また応力の経時的変化にどのような特徴があるのかについても不明である。さらには、この測定法は体重計を最大努力で踏み込む時間を 3 秒あるいは 5 秒間に設定しているが、その時間内で得られる最大の踏み込み応力が下肢機能を評価する上で妥当であるか否かについての検討が不十分である。これらの課題について検討することは、著者らが考案した下肢荷重力評価法を簡易下肢機能評価法として臨床応用するためには必要不可欠である。

　本研究の目的は、先行研究で報告した簡易下肢機能評価法における下肢荷重力と下肢筋活動の関係について明らかにすることである。そこで、著者らは片脚踏み込み動作時にみられる大腿部の筋電図および踏み込み応力の動的変化を同時記録できる計測システムを作製し、これらの測定データの関係および経時的変化について検討した。

1．対象と方法

①　対　象

対象は、健常成人男性9名（年齢20±1歳、身長171±5cm、体重62±5kg）である。実験は、被験者に対して研究の目的、方法などの説明を十分に行い、研究参加の同意を得た後に実施した。

②　計測装置

本研究では、片脚による踏む力を測定するための荷重計測装置を作成した。厚さ2mmのアルミ板（縦300mm×横200mm）を2本の角材に固定した。この計測板を踏み込むときに発生する、アルミ板のひずみ量を感知するストレンゲージセンサー（KFG-2N-120-C1、共和電業）を背面中央部付近の2ヶ所に設置した（図7-1）。

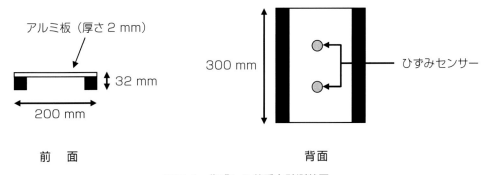

前　面　　　　　　　　　　　　　　　　背面

図7-1　作成した荷重力計測装置

このセンサーからの信号はブリッジボックス（DB-120P、共和電業）を介して増幅装置（DPM-110A、共和電業）に接続した（図7-2）。大腿直筋と大腿二頭筋長頭の中央部に双極表面電極を装着して筋電図を測定（Bagnoli-2 EMG System、DELSYS社製）した。この筋活動電位はフィルター処理（bandpass filter: 20-2000Hz）された後に記録された。また、運動開始および終了のマーカーとして電気スイッチの信号を用いた。ストレンゲージセンサー、筋電図、および電気スイッチからの信号は、アナログ／デジタル変換器（UAS-A1、ユニークメディカル社製）を介してパーソナルコンピューターにサンプリング周波数1000Hzで同時記録・保存された。記録したデータは実験終了後off-line下で解析した。解析ソフトにはAcqKnowledge 3.7.3（BIOPAC Systems社製）を使用した。

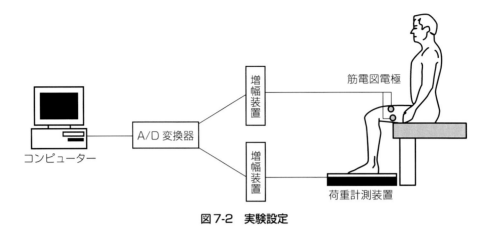

図7-2　実験設定

③　実験手順

　測定姿位は、治療台（プラットホーム型：高さ45 cm）に端座位をとり、右足底に荷重計測装置を置いた状態で治療台端と膝窩部間を拳一個分空ける。測定開始の合図とともに、下肢で計測板を垂直方向に最大努力下で10秒間押してもらった。その際、体幹の矢状面および前額面での動きは制限せず、計測板を押し易い姿勢をとらせたが、殿部を治療台から離さないように留意した。この右下肢による荷重計測板の踏みつけ動作時に伴う発生応力と、大腿部筋の筋放電量をリアルタイムで同時記録し、比較検討した。

④　データ処理

　筋電図のデータは全波整流の後、時定数0.02秒で積分処理された。実験開始前に同様の測定姿勢で計測した各筋の最大随意収縮（Maximal voluntary contraction; MVC）を基準筋放電位とし、実験で得られたデータを指数換算して%MVCで表した。筋電図および荷重計測値のデータは0.1秒間隔で平均され、電気スイッチによるスタートマーカーの時点を基準に揃えられた。そして運動開始前30秒間をベースライン値として運動中の変化量を算出し、各測定項目の平均値を計算した。大腿直筋と大腿二頭筋長頭の筋電図における運動中の最大応答値を対応のあるt検定によって比較した。それぞれの筋放電量と荷重量の最大値までの到達時間を一元配置分散分析によって比較した。有意水準は5%とし、データは平均±標準誤差で表示した。

2．結　果

①　筋放電量と荷重量の経時的変化

　右下肢による荷重計測板の踏みつけ時の大腿直筋と大腿二頭筋長頭の筋放電量の経時的変化を図 7-3 に示す。両筋における放電量は運動開始とともに増加し、開始から 2 秒程度で最大値に到達した。荷重量の変化も筋放電量の変化と同様の傾向を示し、運動開始から増加するが、筋放電の変化と比較すると、やや遅れて最大値まで到達する傾向があった（図 7-3）。

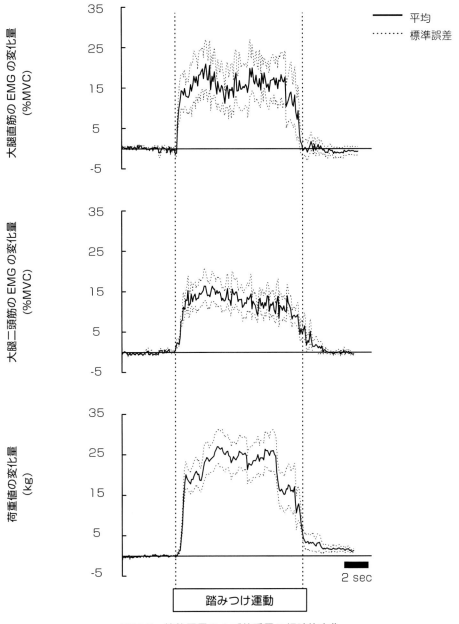

図 7-3　筋放電量および荷重量の経時的変化

②　荷重力の変化と下肢筋活動の変化との関連

荷重力の変化量と大腿直筋および大腿二頭筋長頭の筋放電変化量との間に有意な正の相関が認められた（図7-4）。

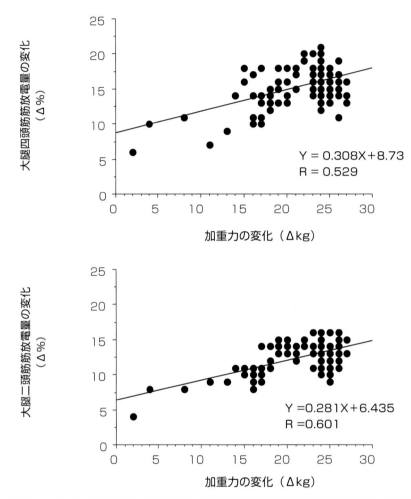

図7-4　荷重力の変化量と大腿直筋および大腿二頭筋長頭の筋放電変化量との相関

③　大腿部筋活動の比較

　大腿直筋の活動量は大腿二頭筋長頭の活動量に比べて大きい傾向にあった。図 7-5 は踏みつけ運動時における筋放電変化量の最大値を比較したものである。大腿直筋放電量は運動中に 39 ± 6%MVC の増加を認めたのに対して、大腿二頭筋長頭放電量は 27 ± 4%MVC の増加に止まり、両群間に有意（p<0.05）な差を認めた（図 7-5）。

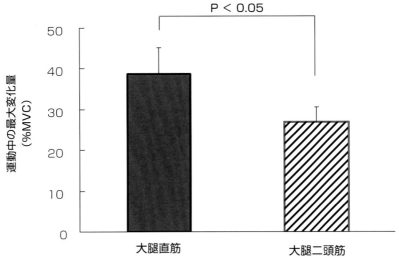

図7-5　筋放電最大変化量の比較

④　筋放電量および荷重量変動の最大値到達時間の比較

図7-6は、それぞれの測定項目の運動開始から最大変化値までの到達時間を比較している。筋放電量の最大値までの到達時間は大腿直筋で2.8 ± 0.9秒、大腿二頭筋長頭は2.3 ± 0.8秒であった。一方で、下肢荷重量の最大値までの到達時間は4.0 ± 1.1秒と筋放電の到達時間よりも遅延する傾向にあったが、3群間に有意な差は認められなかった（p=0.382）（図7-6）。

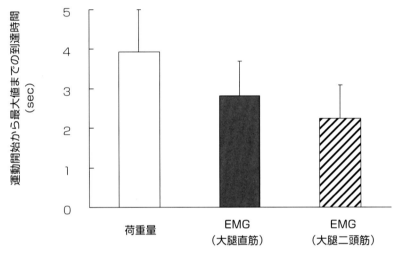

図7-6　最大値までの到達時間の比較

3.　考　察

本研究は、10秒間の片脚踏み込み時にみられる大腿四頭筋および大腿二頭筋の活動と下肢荷重量の動的変動をリアルタイムに計測し、それぞれの関係について検討した。本研究結果から、片脚踏み込み動作時に大腿四頭筋および大腿二頭筋の筋放電量はともに増加するが、その増加量は大腿四頭筋の活動の方がより大きかった。また経時的な荷重量変化は大腿二頭筋の活動よりもむしろ大腿四頭筋の活動の変化に対応しているように思われたことから、片脚踏み込み応力に対して大腿四頭筋活動の貢献が大きいことが示唆された。

先行研究において、膝伸展筋力は歩行能力に対して重要な遂行要素であると報告されている（西島ら, 2004；神鳥, 2000；鈴木ら, 2000；佐直ら, 1993；鈴木ら, 1992）。高齢者においては、膝伸展筋力は歩行速度の決定因子として重要であり、また歩行自立度を規定する因子としても膝伸展筋力が重要であると指摘されている（西島ら, 2004；神鳥, 2000；鈴木ら, 2000）。さらに、脳卒中片麻痺患者の立位バランスや歩行速度と膝伸展筋力との関連性についても報告されている（佐直ら, 1993；鈴木ら, 1992）。こ

れらの先行研究は、すべて大腿四頭筋筋力が歩行能力や立位バランスの予測的指標となる可能性を示している。一方で、著者らは体重計を利用した片脚荷重力もまた歩行能力と有意な相関関係があることを報告した（村田ら, 2005）。本研究結果より、片脚踏み込み動作時の荷重力発揮に対して大腿四頭筋の活動が強く関与していることから、片脚荷重力と歩行能力との関連において、大腿四頭筋の活動が反映されていた可能性が考えられる。換言すると、体重計を使用して計測する下肢荷重力によって大腿四頭筋の活動を推測できるのかもしれない。

　踏み込み時の筋放電量と荷重量の最大値までの到達時間において、荷重量の方が遅れて到達する傾向にあった。このことから、片脚踏み込み動作時に発生する荷重力に対して、下肢筋力以外の要因の関与が考えられる。本研究では、体重計を使用した先行研究同様に、被験者に対して荷重計測台を片脚で踏み込むときの体幹の動きを制限していない。これにより、体前屈による体幹の重量が下肢荷重力に加わり易くなったと思われる。一方で、体前屈による股関節の可動は二関節筋である大腿四頭筋の筋長に影響する。筋長が静止長より短縮すると発生張力は減少することから、体前屈による股関節屈曲は大腿四頭筋の筋長を短くし、活動張力を減弱する可能性がある。下肢荷重量測定において、これら2つの要因の微妙なコントロールが各被験者間で異なり、下肢荷重量のピーク値到達時間の個人差を大きくしたものと思われた。このように下肢荷重力では、下肢筋力だけでなく座位姿勢制御も大きく影響することが推察された。

　また、本研究では下肢荷重力測定の実施時間についての検討を行った。その結果、下肢荷重力のピーク値到達時間は平均で 5.2 ± 1.4 秒であった。今回の結果から、下肢荷重力測定の実施時間を 5 秒以上に設定することが望ましいことが示唆された。

　なお、本研究の内容は「村田　潤, 村田　伸, 甲斐義浩：下肢荷重力測定における荷重量と下肢筋活動の関係. 理学療法科学, 2007, 22(2): 195-198」に掲載された論文に加筆・修正を加えたものである。

第2節　座位での下肢荷重力と下肢筋力および 座位保持能力との関係

　一般的に下肢機能を定量的に測定する方法として、等速性筋力測定機器やハンドヘルドダイナモメーターによる筋力測定（田中ら, 2001；Van ら, 1996；江西ら, 1992；Takazawa ら, 2003；西島ら, 2004）や立位の重心動揺測定（時田, 1986；松永, 1986）などが報告されている。しかしながら、これらの方法で使用される計測機器は高価なものが多く、測定できる臨床現場は限られている。

　そこで著者らは、虚弱高齢者の下肢機能を簡便かつ定量的に評価する方法として、市販体重計を用いた座位での下肢荷重力測定法を考案し、その測定値の有用性について第6章で述べた。介護老人保健施設に入所中の虚弱高齢者を対象とした研究は、下肢荷重力値の良好な再現性（Intraclass correlation coefficient: 0.823）に加え、Activities of Daily Living（ADL）得点および歩行速度との関連性から、簡易下肢機能評価法としての妥当性が示唆された。しかしながら、下肢荷重力値が示す測定値の基本的なメカニズムは明らかにされておらず、その測定値が何を表す指標なのかが明確ではない。

　本研究では、下肢筋力と座位保持能力を定量的に評価し、下肢荷重力値との関連を明らかにすることによって、下肢荷重力値が示す測定値の意義について検討した。

1．対象と方法

①　対　象

　対象は、M 医療系専門学校に在学中の健常成人 31 名（男性 12 名、女性 19 名、年齢は 20 歳〜 22 歳、平均 20.4 ± 0.6 歳、平均身長 163.5 ± 8.8 cm、平均体重 57.3 ± 8.8 kg）であった。なお、これら被験者には、研究の目的と方法および被験者にならなくても不利益にならないことを十分に説明し、研究参加の同意を得た上で研究を開始した。

②　座位での下肢荷重力の測定法

　測定姿位は、治療台（プラットホーム型：高さ 45 cm）に端座位をとり、足底に体重計を置いた状態で治療台端と膝窩部間を拳一個分空ける（図 7-7）。測定開始の合図とともに、下肢で体重計を垂直方向に最大努力下で 3 秒間押してもらった。その際、体幹の矢状面および前額面での動きは制限せず、体重計を押し易い姿勢をとらせたが、殿部（測定側坐骨結節部）を治療台から離さないように留意した（図 7-8）。測定は左右 2 回ずつ

行い、左右の最大値を合計して下肢荷重力（kg）とし、体重比百分率（%）に換算した。

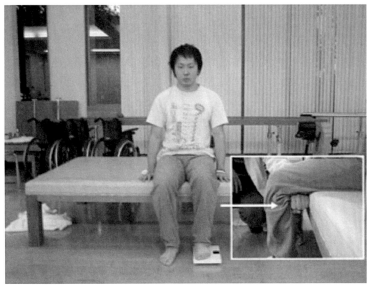

図7-7　測定開始姿位
治療台（プラットホーム型：高さ45 cm）に端座位をとり、足底に体重計を置いた状態で治療台端と膝窩部間を拳一個分空ける。

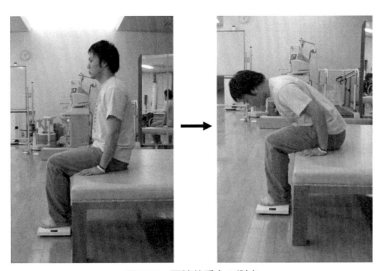

図7-8　下肢荷重力の測定
下肢で体重計を最大努力下で3秒間押す。その際、殿部を治療台から離さないように留意した。

　また、下肢荷重力に対する下肢筋力と座位保持能力の貢献度の割合を検討するため、上述した下肢荷重力測定時に下肢筋の筋活動をできる限り除去した状態でも測定し、下肢荷重力値と比較した。なお、測定時における下肢筋筋活動の状態を表面筋電図で確認した。表面筋電図の一例を図7-9・7-10に示す。

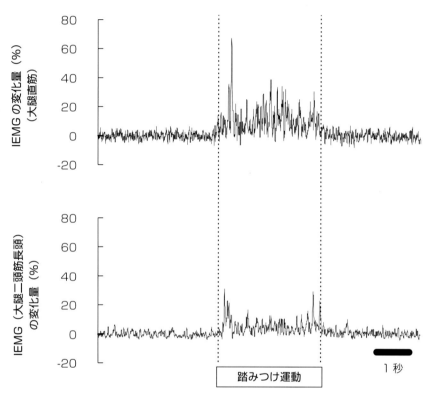

図7-9　下肢荷重力測定時の筋活動
最大努力下で測定

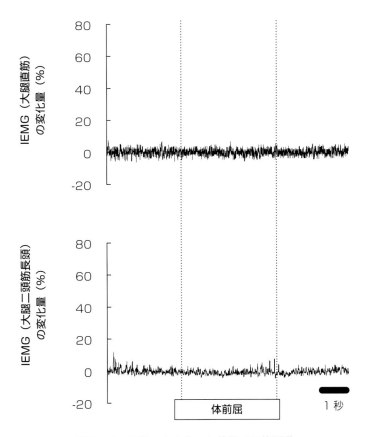

図7-10　下肢の力を抜いた状態での筋活動

③　下肢筋力の測定法

　下肢筋力は、左右の大腿四頭筋について、ハンドヘルドダイナモメーター（Jtech Medical 社製 Power Track Ⅱ）を用い、被験者を座位、膝関節90度屈曲位として、最大等尺性収縮筋力を左右2回ずつ測定し、その最大値を合計して大腿四頭筋筋力（kg）とし、体重比百分率（%）に換算した。なお、測定筋に大腿四頭筋を選んだ理由は、下肢荷重力測定時に大腿部筋の表面筋電図を測定した結果、大腿四頭筋（大腿直筋）の筋活動が著明に認められたためである（図7-9）。

④　座位保持能力の測定法

　座位保持能力の測定は、田中ら（2001）が報告しているハンドヘルドダイナモメーターを用いた方法で測定した。被験者は昇降ベッドに座位姿勢をとり、ベッド端と膝窩部間を拳一個分空け、足底が床面に接触しない座位をとった。また、両上肢は体幹前方で組み、できる限り身体を正中位に保持するよう指示した。検者は被験者の上腕部に側方からハンドヘルドダイナモメーターを当て、ゆっくりと被験者が座位を保つことができる限界まで押した（図7-11）。測定は左右2回ずつ行い、左右の最大値を合計して座位保持能力（kg）とし、体重比百分率（%）に換算した。

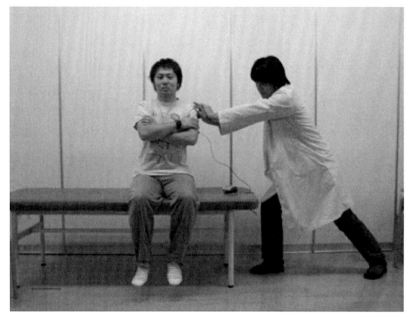

図7-11　座位保持能力の測定

⑤　統計学的解析法

　抽出された対象者の下肢荷重力と大腿四頭筋筋力および座位保持能力との関連をピアソンの相関係数を求めて検討した。性差の検討については、対応のないt検定を用いて、年齢、身長、体重、下肢荷重力、大腿四頭筋筋力、座位保持能力を比較した。

2．結　果

①　下肢荷重力とその他の測定値

　対象者の下肢荷重力は平均 50.8 ± 12.0 kg、体重比百分率は 88.8 ± 16.5％ であった（表7-1）。なお、対象者すべての体重比百分率が 50％ を超えていた。

　大腿四頭筋筋力は 52.3 ± 16.8 kg、体重比百分率が 91.1 ± 24.3％ であり、座位保持能力については 20.6 ± 4.4 kg、体重比百分率が 35.8 ± 4.5％ であった（表7-1）。

　下肢の力を抜いた状態での下肢荷重力は平均 25.7 ± 7.3 kg、体重比百分率は 45.1 ± 11.4％ であり、最大努力下での下肢荷重力の 48.2％ を占めていた。

②　測定値の性差

　身長（p<0.01）、体重（p<0.01）、下肢荷重力（p<0.05）、大腿四頭筋筋力（p<0.05）には性差が認められ、男性の測定値が有意に大きかった。なお、年齢と座位保持能力には有意な性差は認められなかった（表7-1）。

表7-1　各測定値と性差

	全体（n=31）	男性（n=12）	女性（n=19）
年　齢（歳）	20.4 ± 0.6	20.4 ± 0.7	20.4 ± 0.8
身　長（cm）	163.5 ± 8.8	171.8 ± 5.6	158.3 ± 6.0 **
体　重（kg）	57.3 ± 8.8	63.2 ± 5.7	53.6 ± 8.5 **
下肢荷重力（%）	88.8 ± 16.5	96.8 ± 11.4	83.6 ± 17.4 *
大腿四頭筋筋力（%）	91.1 ± 24.3	103.1 ± 19.2	83.6 ± 24.6 *
座位保持能力（%）	35.8 ± 4.5	36.7 ± 2.9	35.2 ± 5.2

平均値±標準誤差、Two group t-test:Unpaired　**p＜0.01　*p＜0.05
下肢荷重力、大腿四頭筋筋力、座位保持能力は体重比百分率を示す

③　下肢荷重力と下肢筋力および座位保持能力との相関

下肢荷重力と大腿四頭筋筋力（r=0.46、p<0.01）（図7-12）および座位保持能力（r=0.66、p<0.01）（図7-13）との間に、それぞれ有意な正の相関が認められた。

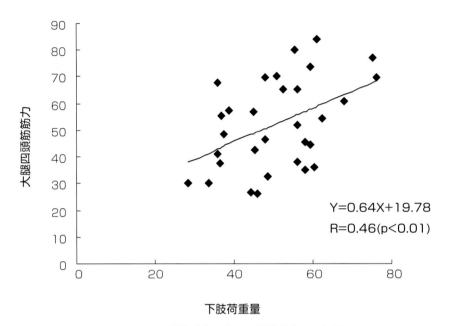

Y=0.64X+19.78
R=0.46(p<0.01)

図7-12　下肢荷重力と大腿四頭筋筋力との相関

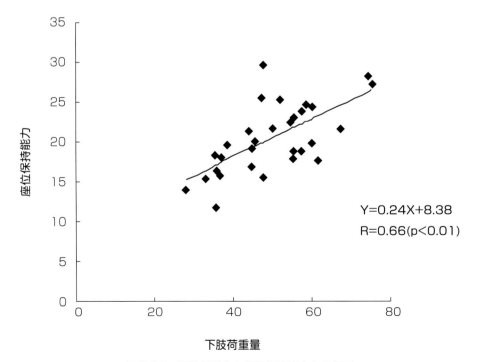

Y=0.24X+8.38
R=0.66(p<0.01)

図7-13　下肢荷重力と座位保持能力との相関

3. 考　察

　本研究では、著者らが考案した「座位での下肢荷重力測定法」で計測される下肢荷重力の臨床応用の可能性を探る目的で、下肢荷重力と下肢筋力および座位保持能力との関連を検討した。

　本対象例における左右の下肢荷重力値の合計は体重の約90％であり、対象例のすべてが体重の50％を超えていた。これは同様の方法で測定した虚弱高齢者の測定値が、体重の50％を超えるか否かで、歩行の可否を予測する基準になり得るとした先行研究（村田ら, 2005）を支持する結果となった。

　また、下肢荷重力に対する下肢筋力と座位保持能力の貢献度の割合を検討するため、下肢の筋活動を極力抑えた状態での下肢荷重力値と比較した。その結果、下肢の力を抜いた状態での下肢荷重力は最大努力下での下肢荷重力値の約50％であり、下肢荷重力値に及ぼす下肢筋力の貢献度は、50％程度であることが推察された。

　男女差については、身長、体重、下肢荷重力、大腿四頭筋筋力の4項目に有意差が認められた。体格や筋力における性差は周知の事実であり、矛盾しない結果であった。

　下肢荷重力と下肢筋力および座位保持能力における相関分析では、それぞれに有意な正の相関が認められた。歩行能力を中心とした起居移動動作と膝伸展筋力との関連については、高齢者を対象とした研究（池添ら, 1997；前田ら, 2000；西島ら, 2004）から確認されている。池添ら（1997）は、養護老人ホーム利用高齢者80名を対象に歩行、階段昇降、入浴動作、トイレ動作、車椅子からベッドへの移乗動作、それぞれの起居移動動作の自立には、膝伸展筋力が目安となると述べ、下肢機能評価としての膝伸展筋力測定の重要性を述べている。本研究における下肢筋力の指標には膝伸展筋力を用いたが、その筋力と下肢荷重力との関連が認められたことから、下肢荷重力測定が下肢機能評価として使用できる可能性が示された。

　ただし、相関係数からその関係の強さを判断すると、下肢荷重力は、下肢筋力よりむしろ、座位保持能力との関係が強かった。本研究で測定された下肢荷重力は下肢筋群の働きによって発生すると考えられる。しかしながら、本研究結果は下肢荷重運動時の座位保持能力の関与を強く示唆する。内山（1998）は、座位保持能力には体幹機能が強く影響すると述べている。体幹筋群の働きによる座位保持能力が、下肢荷重力測定時の下肢応力の発生に重要な役割を果たしているのかもしれない。これらの結果から、下肢荷重力は下肢機能の評価のみならず、体幹の姿勢保持能力を含めた身体機能評価としての活用が期待できる。

　一方で、下肢荷重力と下肢筋力との間に強い相関を認めなかったのは、本研究で検討した下肢筋力が大腿四頭筋のみであり、その他、下肢荷重力に影響を及ぼすことが予想されるハムストリングスや殿筋群、下腿三頭筋など、下肢筋力に関する総合的な分析検

討ができなかったためと考えられる。これらの筋群を含めた検討については今後の課題としたい。

　これらの知見から、下肢荷重力は、下肢ならびに体幹機能を総合的かつ定量的に評価できる簡易機能評価法として、臨床応用できる可能性が示された。ただし、本研究は健常成人を対象としたものであり、今後対象範囲を拡大し、年齢や活動レベル、疾患別などにおける検討が必要である。

　なお、本研究の内容は「村田　伸，甲斐義浩，村田　潤：下肢荷重力と下肢筋力および座位保持能力との関係. 理学療法科学，2006，21(2): 169-173」に掲載された論文に加筆・修正を加えたものである。

第8章

座位での下肢荷重力測定：
脳卒中片麻痺患者への応用

第1節　脳卒中片麻痺患者における 座位での下肢荷重力評価の検討

　脳卒中片麻痺患者（片麻痺患者）の下肢機能評価には、従来から Brunnstrom ステージ（Br. ステージ）や上田の 12 グレード片麻痺機能テスト（12 グレード）が用いられてきた（上田，1999）。しかし、理学療法アプローチなどによって、基本動作能力や歩行能力の改善が認められても、Br. ステージや 12 グレードが改善されない場合が少なくない。また、その評価法自体、検者の経験に左右されたり、検者の主観的な判断に委ねられる場合も考えられる。動作能力の改善を機能レベルに反映させるためには、機能評価を定量的に行うことが求められる（菅原ら，1993）。

　近年、片麻痺患者の下肢機能を定量的に評価し、歩行能力との関連や歩行の予後予測に用いた研究（菅原ら，1993；杉本ら，2000；阿部ら，1994；佐直ら，1993；鈴木ら，1992；神戸ら，1993）が散見されるようになった。しかし、その測定には等速性筋力測定機器や重心動揺計など、使用する測定機器が高価なものが多く、測定できる臨床現場は限られている。

　そこで著者らは、広く臨床応用が可能で、リハビリテーション専門職のみならず、介護スタッフでも簡単に下肢機能を評価できる方法の開発を目的に研究を進めた。本研究はその一つの取り組みとして、片麻痺患者を対象に、座位姿勢において下肢で地面を最大限に押す力を下肢荷重力として、市販体重計を用いて定量的に評価し、その測定値の信頼性と妥当性について検討した。

　今回、信頼性はテスト－再テスト法による再現性から評価した。信頼性の検討には、精度、再現性、整合性を確認する方法（内山，2001）が用いられるが、下肢荷重力測定値の安定性と状態依存性を主に検討することが重要であったことより、テスト－再テスト法を採用した。また、測定値の妥当性は構成性、基準関連性（併存性）、予測性を確認する方法（内山，2001）が用いられるが、今回は併存的妥当性から評価した。すなわち、片麻痺患者の下肢機能を評価する指標として汎用されている Br. ステージ、歩行速度、Activities of Daily Living（ADL）との関連性から検討した。

1．対象と方法

①　対　象

　対象は、某通所リハビリテーション施設に通所している片麻痺患者のうち、重度の認知症と失語症が認められない 39 名（男性 16 名、女性 23 名）を対象とした。対象者の

属性は表 8-1 に示しているが、平均年齢は 73.7 歳であり、疾患名は脳梗塞が 29 名と多く、発症からの期間は平均 53.4 ヶ月（6 〜 156 ヶ月）を経過していた。下肢の麻痺の程度については Br. ステージⅢが 20 名と最も多く、感覚障害や半側空間無視を有する患者も認められた。ただし、対象者のすべてが、測定に支障を来すほどの知的障害はなかった。

　対象者の歩行能力は 26 名が歩行可能（10 名は短下肢装具装着）であり、13 名が歩行不能であった。なお、対象者には研究の趣旨と内容について十分に説明し、同意を得た後研究を開始した。

表8-1　対象者の属性

例数	39（男性 16、女性 23）	
年齢（歳）	73.7 ± 9.1	
体重（kg）	52.1 ± 8.7	
疾患名（例数）	脳梗塞 29、脳出血 10	
発症からの期間（月数）	53.4 ± 44.5	
麻痺側（例数）	右 20、左 19	
Br. ステージ（例数）		
Ⅰ（運動の発現・誘発なし）	1	
Ⅱ（連合反応・随意収縮の出現）	5	
Ⅲ（共同運動の出現、痙性最大）	20	
Ⅳ（分離運動の出現）	6	
Ⅴ（より高度な分離運動可能）	7	
Ⅵ（協調運動・巧緻運動可能）	0	
感覚障害（例数）	無し（10/10）	12
	軽度（7-9/10）	12
	中度（4-6/10）	10
	重度（1-3/10）	4
半側空間無視（例数）	無し	33
	有り	6
歩行能力（例数）	独歩	10
	一本杖使用	7
	多点杖使用	6
	押し車使用	3
	歩行不可	13

平均±標準偏差
感覚障害の程度は、非麻痺側を 10 としたときの麻痺側下肢の状態を表す。

②　下肢荷重力の測定方法

　測定姿位は、治療台（プラットホーム型：高さ 45 cm）に端座位をとり、足底に体重計を置いた状態で治療台端と膝窩部間を拳一個分空ける（図 8-1）。測定開始の合図とともに、下肢で体重計を垂直方向に最大努力下で 5 秒間押してもらった。その際、体幹の矢

状面および前額面での動きは制限せず、体重計を押し易い姿勢をとらせたが、殿部を治療台から離さないように留意した（図8-2）。測定は非麻痺側および麻痺側につき2回ずつ行い、その最大値を下肢荷重力（kg）とした。下肢荷重力は非麻痺側と麻痺側別に、体重比百分率（%）に換算して分析した。

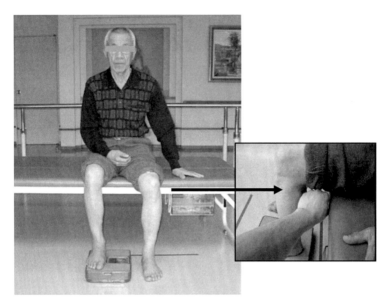

図8-1　測定開始姿位

治療台（プラットホーム型：高さ45 cm）に端座位をとり、足底に体重計を置いた状態で治療台端と膝窩部間を拳一個分空ける。

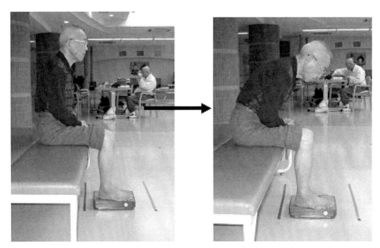

図8-2　下肢荷重力の測定

下肢で体重計を最大努力下で5秒間押す。その際、殿部を治療台から離さないように留意した。

③　機能的自立度評価 (Functional Independence Measure; FIM)

日常生活活動 (Activity of daily living; ADL) は、FIM によって評価した。FIM は、運動に関する 13 項目と認知に関する 5 項目の計 18 項目から構成されるが、本研究では運動に関する 13 項目を評価した。よって得点範囲は 13 点から 91 点である。

④　歩行速度の測定法

歩行速度の評価は、助走路 3 m と追走路 3 m を含め、11 m を歩行区間として最速歩行を行わせ、その中間 5 m の所要時間をストップウォッチで計測した。測定の開始は、対象者の足部が測定開始ラインを踏むか、越えて足底を接地したときにストップウォッチを押して計測を開始し、対象者の足部が測定終了ラインを含め測定区間に残る足が浮いたときにトップウォッチを押して計測を終了した。その際、通常補装具を使用して歩行している対象者には、補装具の使用を許可した。測定は 2 回連続して行い、最速値 (m/sec) を代表値とした。

⑤　統計学的解析法

抽出された下肢荷重力の再現性は、対応のある t 検定およびテスト−再テスト法による級内相関係数 (Intraclass correlation coefficient: ICC) を用いて検討した。また、下肢荷重力の妥当性を検討するため、対象者の下肢荷重力体重比と Br. ステージ、FIM 得点、歩行速度との関係を相関係数によって検討した。相関分析は、下肢荷重力体重比と歩行速度との関係はピアソンの相関係数、Br. ステージおよび FIM 得点を変数とした分析はスピアマンの順位相関係数を求めた。

さらに、歩行可能群と歩行不能群の下肢荷重力体重比を対応のない t 検定を用いて比較した。

2．結　果

①　下肢荷重力の再現性

非麻痺側、麻痺側別に下肢荷重力の再現性を検討したが、初回測定時における非麻痺側の下肢荷重力は平均 17.1 ± 5.4 kg、麻痺側のそれは平均 12.4 ± 4.5 kg であり、2 回目における非麻痺側の下肢荷重力は平均 17.2 ± 5.7 kg、麻痺側のそれは平均 12.6 ± 4.8 kg であった。1 回目と 2 回目のそれぞれの測定値に有意差は認められず、ICC は非麻痺側が 0.977、麻痺側が 0.963 であった。

②　下肢荷重力の妥当性

　対象者39名における各測定項目間の相関を表8-2に示した。非麻痺側の下肢荷重力体重比（平均35.0 ± 10.3%）は、麻痺側下肢荷重力体重比（平均25.5 ± 9.2%）およびFIM得点（平均64.0 ± 14.1点）との間に中程度の正相関（0.53、0.56）が認められたが、Br. ステージおよび歩行速度（平均0.46 ± 0.31 m/sec）との間には有意な相関は認められなかった。麻痺側の下肢荷重力体重比は、すべての測定項目との間に中程度の正相関（0.53 ～ 0.64）が認められた。また、Br. ステージ、FIM得点、歩行速度との間においても、互いに中程度の正相関（0.55 ～ 0.71）が認められた（表8-2）。

表8-2　各測定項目間の相関分析 (n=39)

	下肢荷重力体重比 （非麻痺側）	下肢荷重力体重比 （麻痺側）	Br.ステージ （下肢）	歩行速度
下肢荷重力体重比（麻痺側）	0.53 **			
Br. ステージ（下肢）	0.25	0.55 **		
歩行速度	0.28	0.58 **	0.62 **	
FIM得点	0.56 **	0.64 **	0.55 **	0.71 **

下肢支持力体重比と歩行速度との関係はピアソンの相関係数、Br.ステージおよびFIM得点を変数とした分析はスピアマンの順位相関係数を求めた。　　**$p < 0.01$

③　歩行可能群と歩行不能群における下肢荷重力の比較

　歩行可能群26名における下肢荷重力体重比の平均値は、非麻痺側が38.9 ± 7.6%、麻痺側が30.1 ± 7.2%であり、歩行不能群13名のそれは非麻痺側が27.4 ± 10.9%、麻痺側が16.4 ± 4.9%であった。両側ともに歩行可能群の値が有意に高かった（$p<0.01$）。

　さらに、非麻痺側と麻痺側の下肢荷重力体重比を合計すると、平均60.5 ± 17.0%であった。また、下肢荷重力体重比の合計値が50%を超えたのは30名であり、歩行可能群26名のすべてがそれに含まれていた。残る4名は歩行不能であったが、そのうち2名は重度の感覚障害があり、2名は感覚障害は軽度であったが左半側空間無視を合併していた。

3. 考　察

　先行研究における下肢機能の定量的評価では、大腿四頭筋筋力を下肢筋力の代表値として座位で測定し、その測定値と立位バランスや歩行能力との関連性を報告している（菅原ら，1993；杉本ら，2000；阿部ら，1994；佐直ら，1993；鈴木ら，1992；神戸ら，1993）。佐直ら（1993）は、片麻痺患者の立位バランスと大腿四頭筋筋力との関連性を報告し、鈴木ら（1992）は、大腿四頭筋筋力と歩行速度との関連性を報告している。いずれの報告も、大腿四頭筋筋力が、片麻痺患者の立位バランスや歩行能力の予後予測に使用できると述べている。しかし、立位や歩行に必要な下肢機能は、たんに膝関節の伸展筋力のみではなく、体重を支える下肢の支持機能と考えられる。神戸ら（1993）が行った筋電図学的研究では、立位や歩行時における大腿四頭筋の筋活動量が低いことを明らかにしている。

　菅原ら（1993）は、重心動揺計を用いて立位における麻痺側下肢の荷重率を測定し、歩行能力との関連性を報告している。しかし、菅原らの方法では立位保持が困難な患者には利用できず、対象が限られてしまう。そこで本研究では、座位での下肢荷重力を市販の体重計を用いて定量的に測定したが、測定値の再現性は良好であり、臨床現場での使用も十分に可能と考えられた。

　下肢荷重力値の妥当性を検討するため、非麻痺側および麻痺側の下肢荷重力体重比とBr. ステージ、FIM得点、歩行速度との関連性を検討した。その結果、非麻痺側の下肢荷重力体重比は、麻痺側下肢荷重力体重比およびFIM得点との間に中程度の正相関を認めたが、Br. ステージおよび歩行速度とは有意な相関は認められなかった。非麻痺側下肢機能と歩行能力との関連性については、Bohannon（1987）、宮（1996）、菅原ら（1993）、杉本ら（2000）、大橋ら（2000）など多くの研究者が報告している。Bohannon（1987）と宮（1996）は、非麻痺側下肢筋力が歩行速度に影響を与える重要な因子であることを報告しているが、菅原ら（1993）、杉本ら（2000）、大橋ら（2000）は歩行能力との関連を否定しており、必ずしも見解は一致していない。杉本ら（2000）は、非麻痺側下肢機能と歩行能力との関連を示さなかった理由として、調査対象者の歩行能力の差をあげ、歩行能力の高い者に対しては非麻痺側下肢機能が有効な指標となり得るが、低い者に対しては指標とならない可能性を報告している。本研究においては、通所リハビリテーション施設を利用している片麻痺患者を対象としたため、先行研究（菅原ら，1993；杉本ら，2000；Bohannon，1987；宮，1996，大橋ら，2000）における対象者より高齢であり、歩行速度自体も平均 0.46 m/sec と、先行研究（菅原ら，1993；Bohannon，1987；宮，1996，大橋ら，2000）で抽出された歩行速度よりも遅い。これらのことから、本研究において歩行可能とした26名の歩行能力は低いことが推察され、杉本らの研究結果を追認した。

　一方、麻痺側の下肢荷重力体重比は、相関分析を行ったすべての変数との間に有意な正の相関が認められた。とくに、麻痺側下肢機能が歩行速度やFIM得点との関連を認めたことは、多くの先行研究（菅原ら，1993；杉本ら，2000；阿部ら，1994；佐直ら，1993；鈴木ら，1992；Bohannon，1987；宮，1996，大橋ら，2000）の結果と一致している。また、麻痺側の質的評価であるBr.ステージとも有意な相関を認めたことからも、今回測定した量的評価である下肢荷重力測定値の妥当性が示唆された。ただし、本研究における妥当性の検討は、下肢関連指標との関連性から検討したに過ぎず、今後標準化された下肢荷重力との比較検討が必要である。また、今回検討した下肢関連指標と下肢荷重力体重比との間に有意な相関係数が認められたとはいえ、その関係の程度は必ずしも高くはない。今後立位動作能力をより反映させる下肢機能評価法としての改良が必要かもしれない。

　つぎに、歩行可能群26名と歩行不能群13名における下肢荷重力体重比を比較すると、非麻痺側および麻痺側ともに歩行可能群の値が有意に高かった。さらに、歩行可能群における下肢荷重力体重比の両側の合計値はすべて50%以上であったことから、下肢荷重力体重比を歩行の可否の予測に使用できる可能性が示された。ただし、歩行不能群13名のうち4名についても、下肢荷重力体重比の合計値が50%を超えていた。50%を超えても歩行ができない理由として、感覚障害や半側空間無視などの影響が考えられるが、本研究では明らかにされていない。

　これらの知見より、本方法による下肢荷重力の測定は、大まかな基準ではあるが、片麻痺患者の簡易下肢機能評価法として有用であることが示唆された。とくに、座位で測定が可能なため、立位や歩行が困難、あるいは治療上立位動作が許可されていない片麻痺患者の予後予測に使用できる可能性が示された。

　本研究結果の適応範囲は、片麻痺患者のなかでも活動範囲が低い高齢者に限定される。今後対象者の数や範囲を拡大し、年齢や活動レベル、高次脳機能障害などを総合的に検討し、下肢荷重力測定の適応と適応除外を明確にする必要がある。また、本方法で測定した下肢荷重力は、下肢筋力と重心の移動による下肢荷重量の複合力だと考えられるが、下肢荷重力が示す測定値における下肢筋力や荷重量の貢献度の割合に関する検討が必要である。さらには、下肢荷重力を高めることが歩行能力の向上につながるのか否か、下肢荷重力を効果的に高めるためにはどうすればよいかなど、縦断的研究や介入研究によって検証することが重要となる。

　なお、本研究の内容は「村田　伸，大田尾　浩，有馬幸史・他：脳卒中片麻痺患者における市販体重計を用いた下肢荷重力評価の検討，理学療法ジャーナル，2005，39（12）：1101-1105」に掲載された論文に加筆・修正を加えたものである。

第2節　脳卒中片麻痺患者の座位での下肢荷重力と下肢筋力および座位保持能力との関連

　高齢者や脳卒中片麻痺患者の下肢機能を定量的に測定できる評価法として、座位での下肢荷重力測定法が考案された（村田ら，2005）。下肢荷重力測定法の測定値の信頼性と妥当性について、いくつかの報告（村田ら，2005；2008）がある。介護老人保健施設の入所者を対象とした研究（村田ら，2005）では、下肢荷重力測定法による測定値に高い再現性（級内相関係数 0.823）があり、さらに下肢荷重力と日常生活活動能力（activities of daily living: ADL）、および歩行速度との関連性があることから下肢機能評価法としての妥当性が示唆された。また、脳卒中片麻痺患者を対象とした研究（村田ら，2008）では、歩行、立位保持、立ち上がりの各動作能力で下肢荷重力を比較した結果、各動作の能力が高いほど下肢荷重力は高い値を示したことから、下肢荷重力測定法が立ち上がりや歩行などの評価に有用であることが報告されている。

　さらに、脳血管疾患および運動器疾患を有する高齢者を対象とした研究（原ら，2009）では、下肢荷重力が高いほど移乗動作能力も高いことが確認されている。また、高齢慢性期患者の下肢荷重力の測定動作に伴う血圧の変化を分析した結果、有意な血圧の変化は認められず心血管系に対し低リスクであると報告（原ら，2009）されている。このように、下肢荷重力測定法は、高齢者や脳卒中片麻痺患者の下肢機能評価法として安全で有用な評価法であることが確認されてきた。

　一方、健常成人を対象とした研究（村田ら，2006）では、下肢荷重力が高いほど下肢筋力や座位保持能力も高いことが確認され、下肢荷重力の測定値は下肢筋力のみならず体幹機能面も反映したものである可能性が示されている。実際、健常成人を対象に行われた筋電図を用いた研究（村田ら，2007）では、下肢荷重力値に対する大腿四頭筋の筋活動の貢献が大きいことを明らかにされているものの、大腿四頭筋の筋放電量と荷重量のピーク値までの到達時間は異なることから、下肢荷重力の測定値に対して下肢筋力以外の要因の関与があることが示唆されている。したがって、脳卒中片麻痺患者においても下肢荷重力の測定値は、下肢筋力のみならず体幹機能との関連を認める可能性がある。

　そこで本研究は、健常成人を対象とした研究で明らかとなっている下肢荷重力と下肢筋力および体幹機能としての座位保持能力との関連を、脳卒中片麻痺患者を対象として検討することで下肢荷重力の測定値の意義と臨床的有用性を検証することを目的とした。

1．対象と方法

①　対　象

　対象は、通所リハビリテーション施設を利用している脳卒中片麻痺患者のうち、重度の認知症や失語症が認められず、自力で端座位保持が可能な条件を満たした15名（男性10名、女性5名）である。対象者の平均年齢は74.7±5.3歳で、そのうちの12名は診断名が脳梗塞で、発症から平均5年5ヶ月が経過していた。下肢の麻痺の程度は対象者の7名がBr. Stage Ⅲ、次いで5名がstage Ⅳであった（表8-3）。今回の対象者のすべてが、杖や装具を用いれば自力歩行が可能であった。

　対象者には、研究の趣旨と内容について十分に説明し、理解を得た上で協力を求めた。また、研究の参加は自由意思であり被験者にならなくても不利益にならないことを説明した。データは研究の目的以外には使用しないことおよび個人情報の漏洩に注意した。なお、本研究は研究調査が行われた施設の施設長および現場責任者の承認を得てから実施した。

表8-3　対象者の属性

人数（名）	15（男性10、女性5）	
年齢（歳）	74.7±5.3	
体重（kg）	51.9±9.6	
疾患名（名）	脳梗塞12、脳出血3	
発症からの期間（年）	5.5±4.4	
麻痺側（名）	右6、左9	
Br. Stage（名）	Ⅰ	0
	Ⅱ	0
	Ⅲ	7
	Ⅳ	5
	Ⅴ	2
	Ⅵ	1
下肢荷重力比（%）	65.0±8.8	
下肢筋力比（%）	50.8±19.1	
座位保持能力（%）	33.3±7.2	

平均±標準偏差

②　方　法

　下肢荷重力の測定は次のように行った。被験者に治療台（プラットホーム型：高さ45 cm）に端座位をとらせ、足底に体重計（タニタ社製 HA-600、高さ5.8 cm）を置いた。その際、治療台端と膝窩部間を拳1個分空けた。測定開始の合図とともに、被験者に下肢で体重計を最大努力下で5秒間押させ、その間に安定して示された体重計の数値を計測した。計測時は、体幹の矢状面および前額面での動きは制限せずに、体重計を押しやすい姿勢をとらせた。ただし、手で治療台を引かないこと、殿部を治療台から離さないように注意した。測定は、練習を行った後に非麻痺側および麻痺側につきそれぞれ2回ずつ行い、その最大値を合計した下肢荷重力（kg）を体重比百分率に換算し下肢荷重力比（%）とした。

　下肢筋力は、左右の大腿四頭筋最大等尺性収縮筋力の計測値より得た。測定には、ハンドヘルドダイナモメーター（Jtech Medical 社製、Power Track II）を用いた。被験者に端座位をとらせ、膝関節90度屈曲位とし、大腿の下にタオルを敷いた。ハンドヘルドダイナモメーターのセンサーパッドは、ベルトを用いてプラットホームの二本の支柱と被験者の下腿遠位部に固定された。その後、最大努力による等尺性膝伸展運動を行わせた。測定時には、殿部がベッドより浮かないように留意した。測定は、左右2回ずつ行い最大値の合計を大腿四頭筋力（kg）とし、体重百分率に換算し下肢筋力比（%）とした。

　座位保持能力の測定は、田中ら（2001）が報告しているハンドヘルドダイナモメーターを用いた方法に従った。被験者を足底が接地しない高さのベッドに座らせ、膝窩部がベッド端に触れない端座位を開始肢位とした。また、両上肢は体幹前面で組み座面に触れないように注意し、できる限り身体を正中位に保持するように指示した。検者は被験者の上腕近位部に側方からハンドヘルドダイナモメーターを当て、被験者が座位を保つことができる限界までゆっくりと外力を加えた。測定は左右方向から2回ずつ行い、左右の最大値の合計（kg）を体重比百分率に換算し座位保持能力（%）とした。

③　統計学的解析法

　対象者の下肢荷重力比と下肢筋力比および座位保持能力との関連をピアソンの相関係数および年齢と性別で補正した偏相関係数によって分析した。なお、統計解析には SAS 社製 StatView5.0 を用い、有意水準を5%とした。

2．結　果

　対象者の下肢荷重力の測定値は、非麻痺側では平均 19.1 ± 4.7 kg、麻痺側 14.9 ± 5.0 kg であり、体重比百分率では 65.0 ± 8.8% であった。また、すべての対象者の下肢荷重力比が体重の 50% を超えていた。下肢筋力の測定値は、非麻痺側は平均 17.4 ± 7.9 kg、麻痺側 9.8 ± 5.8 kg であり、体重比百分率は 50.8 ± 19.1% であった。座位保持能力の測定値は、非麻痺側は平均 9.2 ± 3.1 kg、麻痺側 8.4 ± 3.0 kg であり、体重比百分率は 33.3 ± 7.2% であった。

　相関分析の結果、下肢荷重力比と座位保持能力（r=0.63、p<0.01）、下肢荷重力比と下肢筋力比（r=0.74、p<0.01）との間に、それぞれ有意な正の相関が認められた。また、年齢と性別で補正した偏相関分析の結果、下肢荷重力比と座位保持能力（r=0.63、p<0.05）、下肢荷重力比と下肢筋力比（r=0.65、p<0.01）との間に、それぞれ有意な正の相関が認められた（表 8-4）。

表8-4　各測定値の相関分析（n=15）

		下肢荷重力比	座位保持能力
座位保持能力	ピアソンの相関係数	0.63 **	
	偏相関係数[†]	0.63 *	
下肢筋力比	ピアソンの相関係数	0.74 **	0.70 **
	偏相関係数[†]	0.65 **	0.78 **

[†]：年齢と性別で補正
*：p<0.05、**：p<0.01

3．考　察

　脳卒中片麻痺患者の下肢筋力は、歩行能力や ADL と密接に関係していることは周知のとおりである。Williams ら（2001）は、入院時の下肢筋力は ADL や入院期間との関係があることから、入院時から下肢筋力に注目する必要があると述べている。Maeda ら（2001）は、脳卒中患者が杖歩行を獲得するには麻痺側膝伸展筋力が体重の 20% 以上必要であると報告している。また、脳卒中患者の下肢筋力と歩行速度との間に相関があり（Richard ら, 1986）、歩行速度に影響を及ぼすのは下肢の筋力および感覚が重要である（Nadeau ら, 1999）ことから、脳卒中患者の下肢筋力評価の重要性が指摘されている。本研究では、下肢荷重力比と下肢筋力比との間に有意な相関が認められたが、この結果は先行研究と矛盾しない。下肢筋力比と関係が認められた下肢荷重力測定法

は、脳卒中片麻痺患者の下肢機能の評価法として有用であることが改めて確認された。

　脳卒中片麻痺患者を対象とした本研究においても、下肢荷重力が高いほど座位保持能力は高い値を示し、健常者を対象とした報告（村田ら，2006）と同様の結果が示された。脳卒中片麻痺患者における座位バランス能力は、ADLや歩行能力と関連があるとされ重要視されている。Morgan（1994）は、脳卒中片麻痺患者が座位姿勢で静的バランスを保てるということは、移動能力の到達結果と有意な関連があり重要な指標であると指摘している。Karatasら（2004）によると、脳卒中片麻痺患者の体幹筋力はバランス能力および歩行能力との間に相関があり、体幹筋力の低下がバランス能力や機能障害に影響を及ぼすと述べている。Sandinら（1990）は、脳卒中片麻痺患者の座位バランス能力が高いほどADLも高いことを確認し、座位バランスの評価は予後予測にも有効であると報告している。このように、脳卒中片麻痺患者の座位バランスは、歩行能力やADLを獲得するための重要な要素である。今回、下肢荷重力と座位保持能力との間に関連を認めたことから、下肢荷重力測定法は脳卒中片麻痺患者の体幹機能の評価法としても期待できる。

　本研究の対象者は、杖や装具を用いれば歩行が可能であり、下肢荷重力の左右の合計は、すべての対象者が体重の50％を超えていた。これは、同様の方法で測定した高齢者および脳卒中片麻痺患者の下肢荷重力比が、体重の50％を超えるか否かで、歩行の可否を予測する基準になり得るとした先行研究（村田ら，2005；2006）を支持する結果となった。ただし、どの要素が寄与することで動作の可否判定を可能にしているのかは、本研究では明らかにできない。しかし本研究の結果から、下肢荷重力測定法は下肢筋力のみならず体幹機能を反映した複合的な評価法であることから動作の可否判定を可能にしていると推察した。

　これらの知見から、座位での下肢荷重力測定法は、脳卒中片麻痺患者の下肢機能のみならず体幹機能を含めた身体機能評価法として活用され得る可能性が示された。また同時に、脳卒中片麻痺患者を対象とした臨床応用の可能性も示された。下肢荷重力測定法は、座位で行うため安全であり、簡便な方法で実用性は高い。また、体重計を用いた定量的な評価であることから、脳卒中片麻痺患者の評価として有用であろう。ただし、本研究は下肢荷重力比と下肢筋力比および座位保持能力との関係を分析したにすぎない。今後は、さらに対象者数を増やし、麻痺の重症度別での分析や基本動作能力、ADLの能力別に検討することが必要であろう。

　なお、本研究の内容は「大田尾　浩，村田　伸，村田　潤：脳卒中片麻痺患者の下肢荷重力と下肢筋力および座位保持能力との関連，理学療法科学，2010，25(3): 427-430」に掲載された論文に加筆・修正を加えたものである。

第9章

座位での下肢荷重力測定法の
有用性とその限界

第1節　歩行に介助を要する脳卒中片麻痺患者の下肢荷重力測定時における筋活動の特徴

　下肢の機能は、身体を支えて立位を保持する支持機能と歩行や走行、階段昇降といった身体を移動する移動機能の2つの重要な役割がある。加齢によりあらゆる身体機能が低下するが、とくに下肢機能の低下は高齢者の日常生活活動（Activities of daily living；ADL）の低下に直結しやすい。在宅や医療現場において、高齢者の下肢機能の状態を定量的にモニターし、日常の定性的な変化に早期からアプローチすることは、高齢者の増加が著しいわが国にとって極めて重要と考えられる。一般的に下肢機能を定量的に測定する方法としては、等速性筋力測定機器やハンドヘルドダイナモメーターによる筋力測定、ならびに立位の重心動揺測定などが挙げられる（Van ら，1996；江西ら，1992；Takazawa ら，2003；西島ら，2004）。しかし、これらの方法で使用される計測機器は高価なものが多く、測定できる臨床現場は限られてしまう。

　著者らは、高齢者や脳卒中片麻痺患者の下肢機能を簡便かつ定量的に評価する方法として、市販体重計を用いた座位での下肢荷重力測定法を考案し、その測定値の再現性と妥当性について報告（村田ら，2005; 2006; 2007）している。健常成人（村田ら，2006）や虚弱高齢者（村田ら，2005）ならびに脳卒中片麻痺患者（村田ら，2005）を対象に、測定値の高い再現性を確認し（級内相関係数：0.823 〜 0.977）、この方法で得られた下肢荷重力が、下肢筋力（大腿四頭筋筋力）や体幹機能と密接に関連することを明らかにした（村田ら，2005; 2006; 2007）。また、脳卒中片麻痺患者の下肢荷重力は歩行速度やADL 得点と有意な相関を示したことから、下肢機能評価法としての妥当性を確認している（村田ら，2005）。なお、この測定法の利点は、場所を選ばず座位姿勢で簡単に測定できるため、その適応範囲が広く、高齢者自身でも安全に評価できる点である。

　この座位での下肢荷重力測定法は、市販体重計を片脚で踏む力（下肢荷重力）を座位で測定するものであるが、この荷重量に対する基礎的なメカニズムを解明する目的で、著者らは健常成人を対象に筋電図学的分析を行った（村田ら，2007）。その結果、座位での下肢荷重力測定時の筋活動は、大腿二頭筋よりも大腿四頭筋の方が大きかったが、それらはともに踏み込み動作時に増加し、いわゆる同時収縮を示すことが確認された。しかしながら、著者らの報告は健常成人を対象としたものであり、彼らの結果が下肢荷重力測定法の適応となる歩行障害を有する片麻痺患者にも該当するとは限らない。

　本研究の目的は、歩行に介助を要する片麻痺患者の座位での下肢荷重力測定時における大腿部（大腿直筋と大腿二頭筋長頭）と下腿部（前脛骨筋と腓腹筋外側頭）の筋活動の特徴を検討することである。

1. 対象と方法

① 対象

　対象は、H 病院に入院および外来でリハビリテーション治療を受けている脳卒中片麻痺高齢患者 12 名（男性 5 名、女性 7 名、平均年齢 74.0 ± 5.0 歳、平均体重 48.4 ± 9.8 kg）の非麻痺側下肢とした。これら対象者は、本研究への参加の同意が得られること、重度の認知症や失語症が認められないこと、座位が安定していること、歩行に介助が必要なことの条件を満たした。なお、対象者には研究の目的や方法を十分に説明し、同意を得て行った。

② 測定装置

　本研究では、片脚による踏む力を測定するための荷重力計測装置を作成した。厚さ 2 mm のアルミ板（縦 300 mm ×横 200 mm）を 2 本の角材に固定した。この計測板を踏み込むときに発生する、アルミ板のひずみ量を感知するストレインゲージセンサー（KFG-2N-120-C1、共和電業）を背面中央部付近の 2 ヶ所に設置した。このセンサーからの信号はブリッジボックス（DB-120P、共和電業）を介して増幅装置（DPM-110A、共和電業）に接続し荷重量（kg）を測定した。同時に、双極表面電極を大腿直筋と大腿二頭筋長頭は筋中央部、前脛骨筋と腓腹筋外側頭には最大膨隆部に装着して、筋電図を測定（Bagnoli-2 EMG System、DELSYS 社製）した。この筋活動電位はフィルター処理（bandpass filter: 20 ～ 2000Hz）された後に記録された。また運動開始および終了のマーカーとして電気スイッチの信号を用いた。ストレンゲージセンサー、筋電図、および電気スイッチからの信号は、アナログ／デジタル変換器（UAS-A1、ユニークメディカル社製）を介してパーソナルコンピューターにサンプリング周波数 1000Hz で同時記録・保存された。記録したデータは実験終了後 off-line 下で解析し筋電積分値を算出した。解析ソフトには AcqKnowledge 3.7.3（BIOPAC Systems 社製）を使用した（図 9-1）。

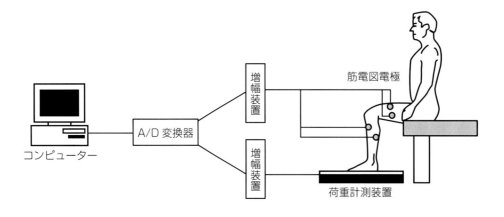

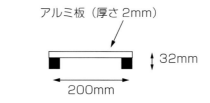

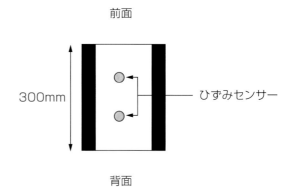

図9-1　荷重力計測装置と実験設定

③　実験手順

　測定姿位は、治療台（プラットホーム型：高さ45 cm）に端座位をとり、非麻痺側の足底に荷重計測装置を置いた状態で治療台端と膝窩部間を拳一個分空ける。測定開始の合図とともに、非麻痺側下肢で計測板を垂直方向に最大努力下で10秒間押してもらった。その際、体幹の矢状面および前額面での動きは制限せず、計測板を押し易い姿勢をとらせたが、殿部を治療台から離さないように留意した。この非麻痺側下肢による荷重計測

板の踏みつけ動作時に伴う発生応力と大腿部および下腿部筋の筋放電量をリアルタイムで同時記録し、比較検討した。

④　データ処理と統計解析

　筋電図のデータは全波整流の後、時定数 0.02 秒で積分処理された。実験開始前に、各筋の最大等尺性随意収縮（Maximum Voluntary Contraction: MVC）を計測した。すべての筋を端座位姿勢で測定したが、大腿直筋と大腿二頭筋は下腿末梢部、前脛骨筋と腓腹筋は前足部に検査者が抵抗をかけて計測した。計測した各筋の MVC を基準筋放電位とし、実験で得られたデータを %MVC で表した。筋電図および荷重計測値のデータは 0.1 秒間隔で平均され、電気スイッチによるスタートマーカーの時点を基準に揃えられた。そして運動開始前 30 秒間をベースライン値として運動中の変化量を算出し、各測定項目の平均値を計算した。大腿直筋、大腿二頭筋長頭、前脛骨筋、腓腹筋外側頭の筋電図における運動中（10 秒間）の平均応答値を一元配置分散分析および多重比較検定（Scheffe）によって比較した。なお、有意水準は 5% とし、データは平均±標準誤差で表示した。

2. 結　果

　非麻痺側による座位での下肢荷重力測定時の筋放電量の経時的変化を図 9-2 に示す。4 筋とも筋放電量は運動開始とともに確認されたが、大腿直筋と前脛骨筋に比べ大腿二頭筋長頭と腓腹筋外側頭の放電量の変化は極端に少なかった（図 9-2）。

　また、座位での下肢荷重力測定時の荷重量の平均値±標準誤差は 14.0 ± 3.1 kg であり、各筋における筋放電量のそれは大腿直筋 23.8 ± 4.4%MVC、大腿二頭筋長頭 2.5 ± 1.0%MVC、前脛骨筋 20.6 ± 6.5%MVC、腓腹筋外側頭 6.5 ± 2.3%MVC であった。それら 4 筋の放電量を比較すると、有意な群間差（F 値 =6.31、p<0.01）が認められ、多重比較検定により、大腿直筋と前脛骨筋は大腿二頭筋長頭および腓腹筋外側頭の放電量に比べ有意（p<0.01）に大きかった。大腿直筋と前脛骨筋、大腿二頭筋長頭と腓腹筋外側頭の筋放電量にはそれぞれ有意差は認められなかった（表 9-1）。

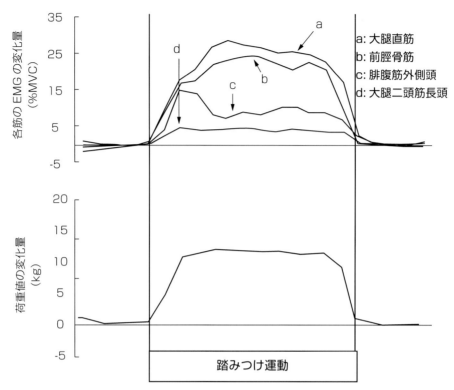

図9-2　下肢荷重力測定時の筋放電量と活動量の経時的変化

表9-1　各筋における筋放電量の比較

	大腿直筋	前脛骨筋	大腿二頭筋	腓腹筋	F値
筋放電量（%MVC）	23.8±4.4 **1)	20.6±6.5 **1)	2.5±1.0	6.5±2.3	6.31 **

平均±標準誤差、**p<0.01
1）：大腿二頭筋および腓腹筋と比較して有意差有り

3．考　察

　本研究は、歩行に介助を要する脳卒中片麻痺高齢者患者の非麻痺側下肢を対象に、座位での下肢荷重力測定時にみられる大腿直筋、大腿二頭筋長頭、前脛骨筋、腓腹筋の活動と荷重量の動的変動をリアルタイムに計測し、それぞれを比較検討した。その結果、座位での下肢荷重力測定時の筋放電量には有意差が認められ、大腿直筋と前脛骨筋は大腿二頭筋および腓腹筋の放電量に比べ有意に大きかった。また、大腿直筋と前脛骨筋の筋放電量は荷重量の変化に応じて変化したが、大腿二頭筋長頭と腓腹筋外側頭の筋放電

量の変化は極端に少なかった。

　先行研究において、大腿四頭筋筋力は歩行能力に対して重要な遂行要素であると報告（西島ら，2004；神鳥，2000；鈴木ら，2000；佐直ら，1993；鈴木ら，1992）されている。高齢者においては、大腿四頭筋筋力は歩行速度の決定因子として重要であり、また歩行自立度を規定する因子としても大腿四頭筋筋力が重要であると指摘（西島ら，2004；神鳥，2000；鈴木ら，2000）されている。さらに、脳卒中片麻痺患者の立位バランスや歩行速度と大腿四頭筋筋力との関連性についても報告（佐直ら，1993；鈴木ら，1992）されている。これらの先行研究は、すべて大腿四頭筋筋力が歩行能力や立位バランスの予測的指標となる可能性を示している。一方で、著者らは、体重計を利用した座位での下肢荷重力もまた歩行能力と有意な相関関係があることを報告（村田ら，2005；2006）した。本研究の結果より、座位での下肢荷重力測定時の荷重力発揮に対して大腿直筋の活動が強く関与していることから、座位での下肢荷重力によって、大腿四頭筋の活動を推測できる可能性が示された。

　健常成人9名を対象に行われた先行研究（村田ら，2007）では、本研究の平均荷重量14.0 ± 3.1 kgよりも36.0 ± 4.0 kgと大きく、平均筋活動においても大腿直筋が39%MVC、大腿二頭筋長頭が27%MVCであった。歩行に介助を要する片麻痺患者は、健常成人に比べ荷重量、筋活動ともに低いことが示された。また、歩行に介助を要する片麻痺患者の下肢荷重力測定における筋活動の特徴として、大腿部後面筋である大腿二頭筋長頭および下腿部後面筋である腓腹筋の筋活動が低いことが示され、健常成人に認められた同時収縮が彼らには出現しないことが示された。このことから、歩行に介助を要する片麻痺患者の下肢荷重力の低下は筋力低下のみならず、下肢筋群における同時収縮などの協調性の低下も要因となっていることが推察された。

　今回の結果から、座位での下肢荷重力を改善するには下肢筋力の増強のみならず、協調性の向上にも着目してトレーニングを行う必要性が示唆された。ただし、本研究は対象数が少なく詳細な分析を行えていない。また、動作中における各筋の筋活動の差を検討したに過ぎず、筋活動に差が生じたメカニズムの解明には至っていない。今後は、性差や身長による影響などを考慮した分析やメカニズムの解明が必要であり、さらにはコホート研究などを通して、下肢荷重力を効果的に高めるトレーニング法の開発が期待される。

　なお、本研究の内容は「北島貴大，村田　伸，甲斐義浩・他：歩行に介助を要する高齢片麻痺患者の下肢荷重力測定における筋活動の特徴．ヘルスプロモーション理学療法研究，2012，2(2): 77-80」に掲載された論文に加筆・修正を加えたものである。

第2節　脳卒中片麻痺患者の座位での下肢荷重力と 立ち上がり・立位保持・歩行能力との関連

　脳卒中片麻痺患者（片麻痺患者）における下肢運動機能障害の評価は、その機能障害が定型的な回復パターンを示すことから、Brunnstrom ステージ（Br. ステージ）が本邦では最もよく用いられている（上田，1999；岩谷ら，2005）。Br. ステージは6段階で評価され簡便であるが、各ステージ内の幅が広く詳細な下肢機能評価には適さない。道免ら（1995，1993）は、包括的評価尺度として Stroke Impairment Assessment Set （SIAS）を開発し下肢機能を詳細に検討しているが、評価に時間を要し患者に負担がかかりやすい。

　また近年、各種測定機器（等速性筋力測定機器やハンドヘルドダイナモメーター、重心動揺計など）によって片麻痺患者の下肢機能を定量的に評価し、歩行能力との関連や歩行の予後予測に用いた研究（菅原ら，1993；杉本ら，2000；阿部ら，1994；佐直ら，1993；鈴木ら，1992；神戸ら，1993）が散見されるようになった。しかし、それら測定機器は高価なものが多く、測定できる臨床現場は限られている。

　一方、安価に片麻痺患者の下肢機能を評価する方法として、市販体重計を用いた研究がある。本田ら（1992）は、立位時の麻痺側荷重率を体重計で測定して、歩行やバランス能力との関連性を報告し、浅野ら（1991）は、ブリッジ動作中の麻痺側荷重率を体重計で測定して、麻痺の回復段階の客観的指標となり得る可能性を報告している。しかしながら、それらの方法は立位やブリッジ動作が行えることが条件となるため、測定できる対象が限定されてしまう。山崎ら（1998）や大森ら（1999）は、体重計を用いて背臥位で下肢機能を測定できる独自の方法を開発しているが、測定時の設定が複雑で、検者も2名を必要とするため、臨床的に用いるには問題も多い。

　そこで著者らは、高齢者および片麻痺患者の下肢機能を簡便かつ定量的に評価する方法として、市販体重計を用いた座位での下肢荷重力測定法を考案し、その測定値の有用性について報告（村田ら，2005；村田ら，2006）してきた。この測定法の利点は場所を選ばず、座位姿勢で簡易に測定できるためその適応範囲が広く、リハビリテーション専門職以外でも測定が可能なことである。

　介護老人保健施設に入所中の障害高齢者を対象とした研究（村田ら，2005）では、下肢荷重力の良好な再現性（Intraclass correlation coefficient: 0.823）に加え、Barthel Index（BI）得点および歩行速度との関連性から、簡易に下肢機能を評価できる方法としての妥当性が示唆された。さらに、片麻痺患者を対象とした研究（村田ら，2006）では、下肢荷重力と Br. ステージ、Functional Independence Measure（FIM）得点、歩行速

度との間に有意な正相関が認められた。また、歩行可能群と不可能群における下肢荷重力の比較から、歩行が可能か否かの指標になり得る可能性が示唆された。

　また、下肢荷重力が示す測定値の意義について、下肢筋力ならびに座位バランス能力との関連性から検討した結果、下肢荷重力は下肢筋力のみならず、座位バランス能力をも密接に反映していることが明らかとなった。このことから、下肢荷重力測定は、下肢ならびに体幹機能を総合的かつ定量的に評価できる簡易機能評価法として有用であることを報告（村田ら，2006）した。

　しかしながら、この下肢荷重力測定法が歩行を中心とした立位動作能力をどの程度反映する評価基準となり得るかについての検討は行われていない。そこで本研究は、片麻痺患者を対象に立ち上がり、立位保持、歩行の各動作について能力別に下肢荷重力を比較し、下肢荷重力測定法の有用性とその限界について検討した。

1. 対象と方法

① 対　象

　対象は、某通所リハビリテーション施設に通所している片麻痺患者のうち、重度の認知症と失語症が認められない53名（男性25名、女性28名）を対象とした。対象者の平均年齢は73.5 ± 8.8歳であり、疾患名は脳梗塞が39名と多く、発症からの期間は平均52.3ヶ月（6〜156ヶ月）を経過していた。下肢の麻痺の程度についてはBr.ステージⅢが25名と最も多かった（表9-2）。なお、対象者には研究の趣旨と内容について十分に説明し、同意を得た後研究を開始した。

表9-2　対象者の属性

人数（名）		53（男性25、女性28）
年齢（歳）		73.5 ± 8.8
体重（kg）		52.9 ± 8.5
疾患名（人数）		脳梗塞39、脳出血14
発症からの期間（月数）		52.3 ± 43.1
麻痺側（人数）		右29、左24
Br.ステージ（人数）	Ⅰ	1
	Ⅱ	5
	Ⅲ	25
	Ⅳ	13
	Ⅴ	8

平均±標準偏差

② 方　法

　測定姿位は、治療台（プラットホーム型：高さ45 cm）に端座位をとり、足底に体重計を置いた状態で治療台端と膝窩部間を拳一個分空ける。測定開始の合図とともに、下肢で体重計を垂直方向に最大努力下で5秒間押してもらった。その際、体幹の矢状面および前額面での動きは制限せず、体重計を押し易い姿勢をとらせたが、殿部を治療台から離さないように留意した。測定は非麻痺側および麻痺側につき2回ずつ行い、その最大値の合計を下肢荷重力（kg）とした。

　本研究では、下肢荷重力を左右の測定値の合計で評価した。高齢者の体力評価を行う際には、左右の測定値の合計や平均値を指標とした研究が散見される（前田ら，2000；池添ら，1997；西島ら，2004）。前田ら（2000）は、歩行障害を有する高齢者を対象に、歩行可能な下肢筋力の推定を行っている。それによると、歩行の可否の判別が行えたのは健側あるいは患側の一方の筋力ではなく、両側の合計値であったと報告し、高齢者における両側の測定値を体力評価の指標とする重要性を報告している。著者らの先行研究（村田ら，2005；大田尾ら，2007）においても、座位での下肢荷重力測定は、麻痺側や非麻痺側それぞれを測定・評価するのではなく、両側を評価することの重要性を示している。これらの報告に基づき、本研究では左右の測定値の合計を下肢荷重力の指標とした。なお下肢荷重力は、体重比百分率（％）に換算して分析した。

　歩行能力は屋外歩行可能群、屋内歩行可能群、歩行不能群の3群に分類した。屋外歩行可能群とは、実際の日常生活において屋外を介助なしで歩行している者とし、屋内歩行可能群とは、屋外歩行には介助を要すが、通所リハビリテーション施設内の歩行は介助なしで可能な者とした。歩行不能群とは、歩行不能あるいは施設内の歩行に介助が必要な者とした。なお、歩行には装具の装着と杖の使用を許可した。

　立ち上がり能力は立ち上がり可能群、条件付き可能群、不可能群の3群に分類した。立ち上がり可能群とは、治療台（プラットホーム型：高さ45 cm）での端座位から上肢を使用することなく立ち上がりが可能な者とし、条件付き可能群とは、上肢で治療台を押すことによって立ち上がりが可能となる者とした。不可能群とは、立ち上がりが不能あるいは介助が必要な者とした。

　立位保持能力は立位保持可能群、条件付き可能群、不可能群の3群に分類した。立位保持可能群とは、上肢の支持無しで10秒間の立位保持が可能な者とし、条件付き可能群とは、一本杖を持つことによって立位保持が10秒間可能な者とした。不可能群とは、一本杖を持っても10秒間の立位保持ができない者とした。

③　統計学的解析法

　歩行、立ち上がり、立位保持のそれぞれにおける能力別の3群間の比較には、一元配置分散分析を用いて検討し、その後、Scheffe の多重比較検定を行った。なお、すべての統計解析には Stat View 5.0 を用い、統計的有意水準を5%とした。

２. 結　果

　対象者の歩行能力は、屋外歩行が可能な者が 25 名、屋内歩行が可能な者が 13 名、歩行不能の者が 15 名であった。それら3群間の下肢荷重力を比較すると、群間に有意差（$p<0.01$）が認められ、多重比較検定により屋外歩行可能群および屋内歩行可能群の下肢荷重力は、歩行不能群のそれより有意（$p<0.01$）に強かった。屋外歩行可能群と屋内歩行可能群には有意差は認められなかった（表 9-3）。

　対象者の立ち上がり能力は、立ち上がりが可能な者が 16 名、非麻痺側上肢で治療台を押すことにより立ち上がりが可能となる者が 25 名、立ち上がりが不可能な者が 12 名であった。それら3群間の下肢荷重力を比較すると、群間に有意差（$p<0.01$）が認められ、多重比較検定により立ち上がり可能群、条件付き可能群、不可能群の順に有意差（$p<0.01$）が認められた（表 9-3）。

　対象者の立位保持能力は、立位保持が可能な者が 24 名、一本杖を持つことによって立位保持が可能な者が 17 名、立位保持が不可能な者が 12 名であった。また、それら3群間の下肢荷重力を比較すると、群間に有意差（$p<0.01$）が認められ、多重比較検定により立位保持可能群および条件付き可能群の下肢荷重力は、立位保持不可能群のそれより有意（$p<0.05$）に強かった。立位保持可能群と条件付き可能群には有意差は認められなかった（表 9-3）。

表9-3　各動作能力別における下肢荷重力の比較

	屋外歩行可能：A n＝25	屋内歩行可能：B n＝13	歩行不能：C n＝15	F値	多重比較
歩行能力（%）	64.3±15.4	59.7±11.4	42.4±11.8	11.97 **	A・B＞C **

	立ち上がり可能：A n＝16	条件付き可能：B n＝25	不可能：C n＝12	F値	多重比較
立ち上がり能力（%）	69.6±12.7	56.5±14.0	41.9±11.7	14.5 **	A＞B＞C **

	立位保持可能：A n＝24	条件付き可能：B n＝17	不可能：C n＝12	F値	多重比較
立位保持能力（%）	63.6±17.4	57.2±11.0	44.2±13.6	6.53 **	A・B＞C *

平均±標準偏差、反復測定分散分析、多重比較検定；Scheff's F　*p＜0.05　**p＜0.01

3．考　察

　本研究は、片麻痺患者の歩行、立位保持ならびに立ち上がり動作能力と下肢荷重力との関係を調査し、下肢荷重力測定法の有用性について検討することを目的とした。その結果、下肢荷重力はそれぞれの動作の能力差に対応して変動することが明らかとなった。

　著者らは、先行研究（村田ら，2006）において片麻痺患者の歩行能力と有意な相関関係があることを報告した。本研究結果においても、屋外歩行および屋内歩行可能な対象者群に対して歩行不能群の下肢荷重力は有意に低い値を示した。さらに、立位保持と立ち上がり動作能力に関しても、動作可能群および条件付き可能群に比較して、不可能群の下肢荷重力は有意に小さかった。これらの結果は、下肢荷重力測定による評価が歩行、立位保持、あるいは立ち上がり動作の可否判定の指標となり得ることを示唆した。さらに、立ち上がり動作可能群に関しては、動作レベルの違い（非麻痺側上肢補助なし vs 非麻痺側上肢補助あり）で下肢荷重力に有意な差が認められた。この結果は、下肢荷重力測定が片麻痺患者の立ち上がり動作能力のレベル判定に利用できる可能性を示唆している。

　しかしながら、歩行および立位保持可能群においては、動作レベルの違い（歩行では

屋外 vs 屋内、立位保持では上肢の支持なし vs 一本杖使用）で下肢荷重力に有意差は認められなかった。これらの結果は、下肢荷重力測定による評価が歩行や立位保持動作において、動作の可否判定の指標としては利用できるが、レベル判定など詳細な機能評価には適していない限界を示している。

　このように、下肢荷重力と動作能力レベルとの関係が、動作の違いによって異なる理由について、本研究では明らかにできないが、つぎのことが推察される。それは、各動作で使用される身体機能的要素の違いである。先行研究（村田ら，2006）において、下肢荷重力は下肢筋力および座位バランス能力と密接な関係があることが報告されている。立ち上がり動作はこれらの身体機能的要素が重要な役割を果たしているため、本研究で得られた下肢荷重力測定値の結果が立ち上がり動作のレベルの違いに反映されたものと推察される。

　一方、歩行や立位保持能力は下肢筋力のみならず、立位バランス能力が強く関与している。藤澤ら（藤澤ら，2005）は、片麻痺患者の歩行能力を高めるためには、麻痺側片脚立位保持能力を高める必要があることを報告し、鈴木ら（1992）は、片麻痺患者の歩行能力の生体力学的決定因子は、立位バランスと膝伸展筋力であると述べている。これらのことから、下肢荷重力測定値と歩行や立位保持能力レベルとの間の適合性が低かったものと推察した。

　本研究における下肢荷重力測定法は、座位で測定が可能なため、立位や歩行が困難、あるいは治療上立位動作が許可されていない片麻痺患者の予後予測に使用できるという利点が考えられる。ただし、立位保持や歩行能力に関して詳細に検討するのであれば、立位バランスや筋力評価など、その他の機能評価をあわせて行う必要性が示唆された。今後は、下肢荷重力を高めることが片麻痺患者の立位動作能力の向上につながるのか否か、下肢荷重力を効果的に高めるための方法など、縦断的研究や介入研究によって検証することが課題である。

　なお、本研究の内容は「村田　伸，大田尾　浩，有馬幸史・他：脳卒中片麻痺患者における下肢荷重力と立ち上がり・立位保持・歩行能力との関係. 理学療法科学，2008，23（2）：235-239」に掲載された論文に加筆・修正を加えたものである。

第10章

座位での下肢荷重力測定法を
トレーニングに応用する

第1節　虚弱高齢者でも安全に行える 簡易下肢・体幹トレーニング法の開発

　高齢者の健康増進を目的としたトレーニング法は、ウォーキング（Rose ら，2006）、太極拳（Klein ら，2004）、水中運動（Devereux ら，2005）など、活動レベルの高い高齢者を対象としたものが普及している。一方、虚弱高齢者を対象としたトレーニングは、トレーニングマシンを用いるパワーリハビリテーション（太田ら，2007）のように高価な機器を使用することが多く、実施場所が限定されてしまう。また、太極拳（2007）やボールエクササイズ（2008）による実践報告もあるが、安全性の面で問題が残る。体力が低下した虚弱高齢者であっても安全に実施でき、安価で幅広く実施可能なトレーニング法は見当たらず、早急な開発が望まれる。

　著者らは、健常高齢者や虚弱護高齢者の下肢・体幹機能を簡便かつ定量的に評価する方法として、市販体重計を用いた座位での下肢荷重力測定法を考案し、その測定値の有用性について報告（村田ら，2005; 2006; 2007）している。健常成人（村田ら，2006）や虚弱高齢者（村田ら，2005）、ならびに脳卒中片麻痺患者（村田ら，2005）を対象に、測定値の高い再現性を確認し（級内相関係数：0.823 〜 0.978）、この方法で得られた下肢荷重力が、下肢筋力（大腿四頭筋筋力）や体幹機能（バランス能力）と密接に関連することを筋電図学的分析や重心動揺計を用いて明らかにした（村田ら，2006; 2007）。さらに、虚弱高齢者を対象とした研究（村田ら，2005）では、歩行が可能か否かの指標（判別点：42.9%、判別的中率：86.0%）としての有用性を確認している。この測定法の利点は、場所を選ばず座位姿勢で簡単に測定できるため、その適応範囲が広く、高齢者自身でも安全に評価できる点である。

　本研究の目的は、この下肢荷重力測定法を応用したトレーニングが、虚弱高齢者の身体機能に及ぼす効果を検証することである。

1．対象と方法

①　対　象

　対象は、2箇所の通所リハビリテーション施設に通所している60名（男性30名、女性30名）の虚弱もしくは軽度要介護高齢者であり、年齢と体重はそれぞれ78.4 ± 1.1歳、56.7 ± 1.6 kg（平均±標準誤差）であった。これら対象者は、本研究への参加の同意が得られること、重度の認知症が認められない（Mini-Mental State Examination; MMSE で20 点以上）こと、週3回の施設への通所が可能なこと、本研究で行うすべて

の測定が行えることのすべての条件を満たした。また、対象者を性別と年齢による層別化無作為割付法（浜島，1994）を用いて、男女それぞれ15名ずつの介入群（30名）と統制群（30名）に分類した。なお、対象者には研究の目的や方法を十分に説明し、書面にて同意を得て行った。

②　座位での下肢荷重力の測定

　測定姿位は、治療台（プラットホーム型：高さ42cm）に端座位をとり、足底に体重計を置いた状態で治療台端と膝窩部間を拳一個分空ける。測定開始の合図とともに、下肢で体重計を垂直方向に最大努力下で5秒間押してもらった。その際、体幹の矢状面および前額面での動きは制限せず、体重計を押し易い姿勢をとらせたが、殿部を治療台から離さないように留意した。測定は、左右2回ずつ行い、その最大値の合計を下肢荷重力（kg）とし、体重比百分率（%）に換算して分析した。

③　その他の身体機能評価

　握力の測定には、デジタル式握力計（竹井機器工業製）を使用した。測定姿位は立位で、左右の上肢を体側に垂らした状態で最大握力を左右とも2回測定し、その最大値の合計を握力値（kg）とし、体重比百分率（%）に換算して分析した。

　大腿四頭筋筋力は、ハンドヘルドダイナモメーター（アニマ社製等尺性筋力測定装置µTas F-1）を用い、被験者を座位、膝関節90度屈曲位として左右を2回測定し、その最大値（kg）の合計を採用し、体重比百分率（%）に換算して分析した。

　歩行速度は、平地11mを最速歩行してもらい、中間の5mを測定区間として所要時間をデジタルストップウォッチで計測した。測定は2回連続して行い、その最速値（m/sec）を代表値とした。

　Timed up & go test（TUG）は、高さ40cmの肘掛けのないパイプ椅子に腰掛けた姿勢から、3m前方のポールを回って着座するまでの時間をデジタルストップウォッチで計測した。測定は2回連続して行い、その最短時間（sec）を代表値とした。原法（Podsiadloら，1991）では「楽な速さ」で歩行するが、本研究では最大努力で行ってもらい、測定時の心理状態や教示の解釈の違いによる影響（島田ら，2006）を排除した。

　立ち上がり能力は、虚弱高齢者用10秒椅子立ち上がりテスト（10-sec Chair Stand test for Frail Elderly; Frail CS-10）で評価した。Frail CS-10は、Jonesら（1999）により考案されたCS-30を参考に、虚弱高齢者用に修正して行った。原法（Jonesら，1999）では、椅子座位で両上肢を組み、30秒間に何回立ち上がりを繰り返すことができるかを評価する。本研究では、測定時間を10秒間とし、高さ40cmの肘掛けのないパイプ椅子を使用して、両上肢を膝の上に置いた状態からの立ち上がり回数を測定した。「はじめ」の合図と同時に、開始肢位から立ち上がりを開始し、直立姿勢まで立った

後、直ぐに着座する動作を1回として10秒間繰り返した。ただし、立ち上がり途中で10秒経過した場合はカウントしなかった。なお、Frail CS-10による測定値の信頼性と妥当性は既に確認されている（村田ら，2010）。

④　トレーニングの内容と効果判定

下肢・体幹トレーニングの介入は、1日15分間の運動を週3日の頻度で12週間実施した。トレーニングは、座位での下肢荷重力測定と同様の方法で、体重計を垂直方向に5秒間踏みつける運動を左右交互に繰り返した。運動強度は、介入前に実施した最大下肢荷重力値の80%を目安に踏みつけてもらった。トレーニングの実施に際して、施設職員の監視の下、運動負荷量と踏みつけ時間の確認を行った。なお、運動強度は、トレーニング開始4週目と8週目のトレーニング終了時に、最大下肢荷重力を測定し、5週目と9週目からはその測定値に基づく80%の負荷量に調節した。トレーニングを行わない統制群には、特別な運動は行わず、通常通りの生活を送ってもらった。

なお、トレーニングの効果判定は、上述した座位での下肢荷重力と身体機能評価をトレーニングの前後に測定して比較した。

⑤　統計学的解析法

座位での下肢荷重力と身体機能との関連は、ピアソンの相関係数を用いて検討し、トレーニング前の介入群と統制群の特性比較には、対応のないt検定を用いた。また、トレーニングの効果判定は繰り返しのある二元配置分散分析（群×時間）を用いて検討した。

2．結　果

①　座位での下肢荷重力と身体機能との関連

対象者60名における各測定項目間の相関を表10-1に示した。下肢荷重力は、大腿四頭筋筋力（r=0.51、p<0.01）、歩行速度（r=0.51、p<0.01）、TUG（r=-0.38、p<0.05）、立ち上がり回数（r=0.50、p<0.01）との間に有意な相関が認められた。ただし、握力とは有意な相関は認められなかった（表10-1）。

表10-1　各測定値の相関分析（n=60）

	下肢荷重力	握力	大腿四頭筋筋力	歩行速度	TUG
握力	0.21				
大腿四頭筋筋力	0.51 **	0.55 **			
歩行速度	0.51 **	0.28 *	0.44 **		
TUG	-0.38 **	-0.33 *	-0.32 *	-0.85 **	
立ち上がり回数	0.50 **	0.23	0.44 **	0.73 **	-0.71 **

*p<0.05　　**p<0.01

②　トレーニング前の介入群と統制群の特性比較

　介入群および統制群、それぞれ30名における年齢、体重、下肢荷重力、その他すべての測定値に有意差は認められなかった（表10-2）。

表10-2　トレーニング前における各測定値の比較

	全体 （n=60）	介入群 （n=30）	統制群 （n=30）
年齢（歳）	78.4±1.1	78.7±1.7	78.1±1.5
体重（kg）	56.7±1.6	57.6±2.1	55.7±2.4
下肢荷重力（%）	68.9±1.5	68.8±1.9	69.0±2.4
握力（%）	67.3±2.8	66.8±2.3	67.7±3.8
大腿四頭筋筋力（%）	65.7±2.2	66.0±1.9	65.5±2.8
歩行速度（m/sec）	0.8±0.1	0.9±0.1	0.8±0.1
TUG（sec）	14.8±0.8	14.4±0.9	15.1±1.4
立ち上がり回数（回）	3.3±0.2	3.4±0.3	3.2±0.3

1）測定値は平均±標準誤差で示した
2）対応のないt検定、すべての項目に有意差なし

③　トレーニング前後の比較

　介入群30名のうち、12週間のトレーニングを実施できたのは29名であり、1名が脱落した。また、統制群30名のうち2名が脱落した。それら3名の脱落理由は、2名が高齢者施設に入所し、1名が脳血管障害を発症し入院したためであった。よって、トレーニング前後の比較は介入群の29名と統制群の28名で行った。

　トレーニング前後における介入群と統制群の各測定値の変化を図10-1に示す。介

入群の下肢荷重力は、トレーニング後有意（p<0.01）に高まり、統制群と比較しても有意（p<0.01）に高値を示した。また、介入群の大腿四頭筋筋力（p<0.01）と歩行速

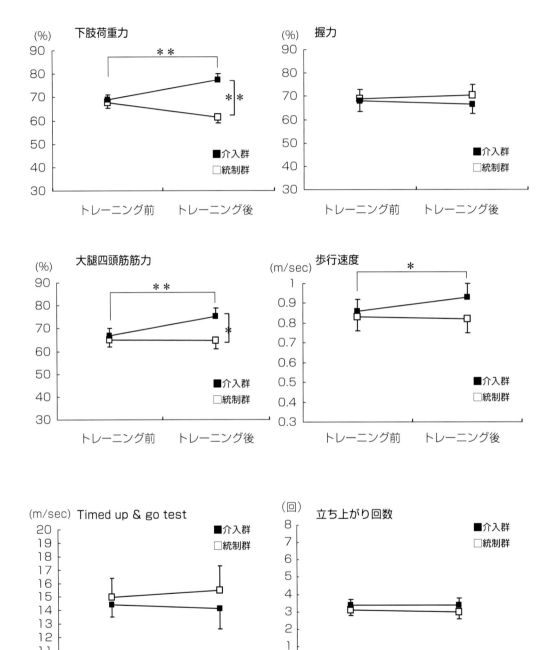

図10-1　トレーニング前後における各測定値の変化

*p<0.05　　**p<0.01

度（p<0.05）は、トレーニング後有意に高まり、大腿四頭筋筋力は統制群と比較しても有意（p<0.05）に高値を示した。歩行速度は、統制群との比較では有意差は認められなかった。

　一方、介入群の握力、TUG、立ち上がり回数の3項目には、トレーニング前後で有意な変化は認められず、統制群とも有意差は認められなかった。なお、統制群においては、測定したすべての項目でトレーニング前後に有意な変化は認められなかった。

3. 考　察

　本研究では、虚弱高齢者を対象に下肢荷重力トレーニングを12週間行い、そのトレーニング効果を判定した。その結果、下肢荷重力トレーニングは虚弱高齢者の下肢筋力や歩行能力の向上に効果を示したが、握力、TUG、立ち上がり回数には効果が認められなかった。

　今回、トレーニングの効果判定に用いた測定値の相関係数をみると、下肢荷重力は、握力とは有意な相関を認めなかったが、その他の大腿四頭筋筋力、歩行速度、TUG、立ち上がり回数とは有意な相関が認められた。すなわち、下肢荷重力が高いほど大腿四頭筋筋力は強い。また、歩行やTUGが速く、10秒間に立ち上がれる回数が多いことが示唆された。このことは、先行研究（大田尾ら，2007；村田ら，2008）の結果と矛盾しない。

　Skeltonら（1994）やJudgeら（1994）は、地域在住の健常高齢者を対象に重錘やチューブ、あるいはマシントレーニングによる筋力増強運動を本研究と同様に12週間、週3回の頻度で実施し、筋力増強効果があったことを報告している。一方、虚弱高齢者を対象としたBuchnerら（1997）やBinderら（2004）の研究では、筋力増強効果が認められるまでに、週3回のマシントレーニングを24週間継続する必要があったと報告している。ただし、これらの先行研究（Skeltonら，1994；Judgeら，1994；Buchnerら，1997；Binderら，2004）は、いずれも下肢筋力の増強効果は認めているが、歩行やバランス能力の向上には効果を示していない。本研究における下肢荷重力トレーニングは、虚弱高齢者を対象としたにもかかわらず、短期間で下肢筋力の増強効果のみならず、歩行能力の向上にも効果を示した。

　下肢荷重力発揮時の筋活動は、下肢筋群の同時収縮、とくに大腿四頭筋の活動が著しいことが確認（村田ら，2007）されている。このことから、下肢荷重力トレーニングによって、大腿四頭筋筋力の増強が認められたと推察される。なお、大腿四頭筋筋力は歩行の重要な遂行要素（西島ら，2004；神鳥ら，2000）であり、高齢者においては歩行速度の決定要因であることが報告（鈴木ら，2000）されている。また、下肢荷重力発揮時の身体活動として、上半身の重心移動が上手く行える者ほど、高い荷重力値が発揮できることが明らかにされている（村田ら，2007）。立位での身体重心は、床面から身長の

2/3 の高さに位置し（長谷，2006）、歩行の際にはこの高さに位置する重心を常に制御する能力が必要となる。本研究では明らかにできないが、今回行った下肢荷重力トレーニングにより、大腿四頭筋筋力が高まったこと、および身体重心の制御機能がトレーニングされたために歩行速度が向上したと推察した。

　一方、握力、TUG、立ち上がり回数の 3 項目には、トレーニングにより有意な向上は認められなかった。高齢者の握力は、日本体力試験における他の項目（シットアンドリーチ、開眼片脚平衡、10 m ハードル歩行、6 分間歩行）との内的相関が高く（Nishijima ら，2006）、日常身体活動レベルを良く反映する（Yamauchi ら，2007）ことから、高齢者の体力を表す指標として用いられることが多い。今回のトレーニング期間は 12 週間と短く、対象高齢者の総合的な体力の向上には至らなかったと考えられる。また、TUG と立ち上がり動作は、複合的な動作が要求され、これらを向上できるだけの体力の向上効果は認められなかったことが伺える。なお、TUG（島田ら，2001）と立ち上がり動作（江原ら，2001）には、バランス機能がとくに重要であることが報告されている。Latham ら（2004）は、ランダム化比較試験による高齢者の筋力トレーニング効果を示した文献レビューを行い、下肢筋力や歩行速度には有意な改善が認められるが、バランス機能の改善は得られにくいことを報告している。本研究結果も先行研究と同様の結果となったが、高齢者の転倒との関連が指摘（de Rekeneire ら，2003；Haga ら，1986）されているバランス機能を高めるには、下肢荷重力トレーニングのみでは不十分であり、その他のバランストレーニングを追加する必要があろう。

　今回、トレーニング介入群における脱落者は、高齢者施設に入所した 1 名のみであった。本研究期間が短期間であったこと、またトレーニングは施設職員の監視下で行われたことが、トレーニングを継続できた理由とも考えられるが、虚弱高齢者であっても継続しやすいトレーニング法であることが示唆された。なお、本トレーニングで用いた座位姿勢で行う市販体重計の踏みつけ動作は、心血管系への影響が少ないことがすでに報告（原ら，2009）されており、安全性の面からも有用と考えられる。

　なお、本研究の内容は「村田　伸，山崎先也，村田　潤・他：虚弱高齢者でも安全に行える簡易下肢・体幹トレーニング法の開発. デサントスポーツ科学, 2010, 31: 116-124」に掲載された論文に加筆・修正を加えたものである。

第11章

総合考察

第1節　本研究結果のまとめ

　下肢機能の定量的評価は、関節可動域測定やハンドヘルドダイナモメーターによる筋力測定が代表的な方法である。その他、椅子立ち上がりテストなどが高齢者の転倒や歩行能力との関連から一般に普及している。

　ハンドヘルドダイナモメーターによる膝伸展筋力の測定は、加藤ら（2001）のベルトで固定する方法が普及し、下肢筋力の代表値として用いられるようになった。ただし、専用の測定機器を必要とすることから、測定できる施設が限られてしまう。

　また、椅子立ち上がりテストとして最も普及しているのは、30秒椅子立ち上がりテスト（30 second chair stand test: CS-30）である。CS-30は、30秒間に何回椅子からの立ち上がりが繰り返しできるかを評価するテストであり、高齢者の下肢筋力を簡便に評価する方法として、Jonesら（1999）により考案され、中谷ら（2002）によりわが国にも普及した。このCS-30は、胸の前で腕を組んで上肢を体幹に固定した立ち上がり動作を課題としているため、虚弱高齢者には立ち上がれない者も少なくない。また、30秒間の施行は疲労を訴え、他の身体機能評価を連続して行う事に支障を来すことが考えられる。

　このように、従来の下肢機能評価法の適応範囲は比較的健康度の高い、少なくとも歩行が可能なレベルの高齢者に限定される方法が多い。これから人生100年時代を迎えようとしているわが国では、虚弱あるいは要介護状態の高齢者に対する下肢機能評価法の開発が必要不可欠である。

　そこで本研究では、CS-30の立ち上がり方法を虚弱高齢者にも行いやすい方法に改変し、施行時間を10秒間とした「虚弱高齢者用10秒椅子立ち上がりテスト（10-sec Chair Stand test for Frail Elderly; Frail CS-10）」を開発した。さらに、Frail CS-10で得られた測定値の再現性と妥当性を検証し、臨床や地域での活用事例を紹介した。

　Frail CS-10は、虚弱高齢者から元気高齢者まで、幅広く適応できる簡易下肢機能評価法であることが示された。しかしながら、立ち上がり動作ができない、あるいは治療上体重を下肢にかけられない高齢者には実施できない。ハンドヘルドダイナモメーターによる膝伸展筋力の測定は、座位で測定できるため立ち上がりができない高齢者にも安全に実施できるが、専用の測定機器が必要であり、測定できる施設が限られてしまう。そこで本研究では、一般家庭にも普及している市販体重計を用いて、「座位での下肢荷重力測定法」を開発し、その測定値の再現性と妥当性を検証した。さらに、座位での下肢荷重力測定法をトレーニング「簡易下肢・体幹トレーニング法」に応用し、虚弱高齢者の身体機能に及ぼす効果について、層別化無作為割付法を用いて科学的に検証した。

　ここで、本研究の結果をもう一度、簡潔に要約する。第1章では、高齢者の下肢機能評価に関する従来の考え方や方法について指摘し、虚弱高齢者の簡易下肢機能評価として開発した「Frail CS-10」と「座位での下肢荷重力測定法」に関する本研究の着想に至った経緯を述べた。

　第2章では、まず開発したFrail CS-10の測定値の再現について、級内相関係数を用いて検討したところ、0.957と極めて高い再現性が確認された。また、下肢筋力の指標とした大腿四頭筋筋力、歩行能力および立位バランス能力の指標とした歩行速度やTimed up & go test（TUG）との間に、男女ともに有意な相関が認められ、Frail CS-10の基準関連妥当性が確認された。
　さらに、虚弱高齢者159名（男性65名、女性94名）を対象に、Frail CS-10と大腿四頭筋筋力について、機能的自立度評価法の運動項目（functional independence measure motor sub scores; FIM-M）、ならびにその下位項目との関連を性別毎に検討した。その結果、Frail CS-10と大腿四頭筋筋力は、男女ともにFIM-Mおよびすべての下位項目と有意な相関が認められたが、すべての項目でFrail CS-10の方が大腿四頭筋筋力よりも関連が強かった。
　これらの結果から、Frail CS-10は虚弱高齢者の下肢筋力のみならず、歩行能力やバランス能力をも反映する簡便なテスト法であることが明らかとなった。さらに、従来から下肢機能の代表値として用いられている大腿四頭筋筋力よりも、虚弱高齢者の日常生活活動（Activity of daily living; ADL）との関連性が高いことが示された。

　第3章では、Frail CS-10の疾患への応用を検討するため、高齢者に罹患者が多いパーキンソン病患者を対象に研究を進めた。Frail CS-10はTUG、10m障害物歩行およびFIM-Mとの間に有意な相関を示した。一方、大腿四頭筋筋力はすべての身体機能との間に有意な相関を示さなかった。また、FIM-Mで評価したADL能力についても、Frail CS-10はセルフケア・移乗・移動動作と有意な相関が認められたが、大腿四頭筋筋力はすべての項目と有意な相関は認められなかった。これらのことから、従来から下肢筋力の代表値として用いられている大腿四頭筋筋力よりも、Frail CS-10の方がパーキンソン病患者の下肢機能を簡便に評価できることが確認された。

　第4章では、Frail CS-10を臨床現場で使用できるか否かを検討した。様々な疾患を有する入院患者を対象に、Frail CS-10が下肢機能を反映する有用な評価法であるか否かについて検討した結果、Frail CS-10は男女ともに入院患者の下肢筋力・歩行能力・ADL能力と有意な相関、あるいは相関を示す傾向が認められた。よって、Frail CS-10は疾患を統一せずに様々な疾患を有する患者を対象としても、下肢機能を反映する有用

で簡便な評価法であることが示された。

　さらに、Frail CS-10 が病棟内自立歩行を許可するための判定基準として、使用可能か否かを検討した。入院期間中の転倒の有無を従属変数とした Receiver Operating Characteristic 曲線を作成し、Frail CS-10 のカットオフ値を求めた結果、カットオフ値は 2.5 回であり、Area Under the Curve は 0.97、感度 89%、特異度 95% であった。また、転倒歴を従属変数としたロジスティック回帰分析により、算出したカットオフ値の妥当性が確認された。このことから、Frail CS-10 が病棟内自立歩行を許可するための判定テストとしても応用可能であることが示された。

　第 5 章では、Frail CS-10 の高齢者ヘルスプロモーションへの活用を検討するため、地域で生活している虚弱高齢者と元気高齢者を対象に研究を進めた。まず、デイサービスを利用している 34 名の虚弱高齢者を対象に、CS-30 と Frail CS-10 を併せて行い、大腿四頭筋筋力とともに各種身体機能評価の測定値との相関分析から、デイサービス事業所で実施しやすい下肢機能評価法を検討した。相関分析の結果、大腿四頭筋筋力と有意な相関が認められたのは握力のみであったが、CS-30 と Frail CS-10 はともに握力・最速歩行時間・TUG・Trail making test Part A との間に有意な相関が認められた。さらに、Frail CS-10 のみ通常歩行時間とも有意な相関が認められた。よって Frail CS-10 は、デイサービス利用虚弱高齢者の歩行能力や動的バランスを反映する下肢機能評価法であることが示された。

　さらに、自立生活を営む元気高齢者 154 名を対象に、重回帰分析を用いて検討した結果、CS-30 と Frail CS-10 はともに大腿四頭筋筋力・上体起こし回数・TUG の 3 項目と独立して関連することが示された。これらの知見から、特別な機器を必要とせず、簡便に実施できる CS-30 と Frail CS-10 は、地域在住高齢者の下肢筋力や動的バランス評価として有用であることが示された。とくに、Frail CS-10 は元気高齢者を対象としても、簡易下肢機能評価法として汎用性の高いテスト法であることが明らかとなった。

　第 2 章から 5 章で検討された Frail CS-10 は、虚弱高齢者から元気高齢者まで、幅広く活用できる簡易下肢機能評価法である。しかしながら、立ち上がり動作ができない、あるいは治療上体重を下肢にかけられない高齢者には実施できない。そこで第 6 章では、座位で測定できる「市販体重計を用いた下肢機能評価法の開発」を目指した。

　まず、介護老人保健施設に入所中の虚弱高齢者 43 名を対象に、「座位での下肢荷重力測定法」の再現性を検討した結果、測定値の再現性は良好（ICC = 0.823）であり、十分に臨床現場で使用できることが確認された。また、Barthel Index で評価した ADL 能力、および歩行速度との間に有意な相関が認められたこと、さらに判別分析の結果、歩行可能群と不可能群を判別する判別点は 42.9%、その的中率が 86.0% であったことから、

座位での下肢荷重力測定法は虚弱高齢者の簡易下肢機能評価法として有用であることが示唆された。

　また、虚弱高齢者 177 名（男性 71 名、女性 106 名）を対象に検討した結果、座位での下肢荷重力は男女ともに歩行能力や ADL 能力と有意な相関が認められ、すべての項目で大腿四頭筋筋力よりも関連が強かった。これらの知見から、座位での下肢荷重力測定法は立位や歩行が困難、あるいは治療上立位動作が許可されていない虚弱高齢者の簡易下肢機能評法として有用であることが示された。

　第 7 章では、虚弱高齢者の簡易下肢機能評法としての有用性が確認された「座位での下肢荷重力測定法」に関して、健常成人を対象に運動学的視点から検討を行った。まず、大腿部筋の筋活動と座位での下肢荷重量の動的変化を同時記録できる計測システムを作成し、それぞれの動的変動の関連から、座位での下肢荷重力に対する大腿筋の役割について検討した。その結果、座位での下肢荷重力測定時には大腿四頭筋と大腿二頭筋の筋放電量はともに増加するが、その増加量は大腿四頭筋でより大きく、荷重力発揮に対する大腿四頭筋活動の貢献が大きいことが示された。また、筋放電量と荷重量のピーク値までの到達時間が異なることら、下肢荷重力に対して下肢筋力以外の要因（座位姿勢制御）の関与が考えられた。

　座位での下肢荷重力に座位姿勢制御の関与が考えられたことから、座位での下肢荷重力と併せて大腿四頭筋筋力および座位保持能力をハンドヘルドダイナモメーターで測定して検証を試みた。その結果、座位での下肢荷重力は下肢筋力のみならず、座位保持能力をも密接に反映していることが示された。

　第 8 章では、理学療法の対象となることの多い脳卒中片麻痺患者を対象に、「座位での下肢荷重力測定法」について研究を進めた。脳卒中片麻痺患者 39 名（男性 16 名、女性 23 名、平均年齢 73.7 歳）を対象に検討した結果、測定した下肢荷重力の再現性は、非麻痺側および麻痺側ともに極めて高かった。また、麻痺側下肢荷重力は、Brunnstrom ステージ、FIM 得点、歩行速度との間に有意な正の相関が認められ、下肢荷重力値の妥当性が示された。さらに、歩行可能群 26 名と歩行不能群 13 名における下肢荷重力体重比を比較すると、非麻痺側および麻痺側ともに歩行可能群の値が有意に高く、歩行可能群における下肢荷重力体重比の両側の合計値はすべて 50% 以上であった。これらの知見より、本方法により測定した下肢荷重力は、脳卒中片麻痺患者の簡易下肢機能評価法として有用であり、歩行が可能か否かの指標になり得る可能性が示された。

　また、脳卒中片麻痺患者を対象にした座位での下肢荷重力と下肢筋力や座位保持能力との関連から、その測定値が示す意義について検討した。その結果、脳卒中片麻痺患者においても下肢荷重力は下肢筋力のみならず、座位保持能力をも反映していることが確

認された。このことから、座位での下肢荷重力測定法は脳卒中片麻痺患者の下肢ならび
に体幹機能を総合的に評価できることが示された。

　第9章では、脳卒中片麻痺患者を対象に座位での下肢荷重力測定法の有用性とその
限界について検討を加えた。まず、歩行に介助を要する脳卒中片麻痺患者の座位での下
肢荷重力測定時における下肢の筋活動（大腿直筋・大腿二頭筋長頭・前脛骨筋・腓腹筋
外側頭）の特徴を検討した。その結果、下肢荷重力測定時の筋活動に有意な群間差（F値
=6.31、p<0.01）が認められ、多重比較検定により大腿直筋と前脛骨筋の活動が有意
（p<0.01）に大きく、大腿二頭筋と腓腹筋の筋活動は僅かであった。これらの結果から、
歩行に介助を要する高齢片麻痺患者の下肢荷重力測定における筋活動の特徴として、下
肢後面筋の筋活動が小さく、健常成人に認められた同時収縮が彼らには出現しないこと
が明らかとなった。

　また、脳卒中片麻痺患者の歩行や立位保持、ならびに立ち上がり動作能力と座位での
下肢荷重力との関係を調査し、下肢荷重力測定法の有用性とその限界について検討し
た。分散分析の結果、座位での下肢荷重力は歩行や立位保持、あるいは立ち上がり動作
の可否判定の指標になること、とくに立ち上がり動作は、能力のレベル判定にも利用で
きる可能性が示された。ただし、歩行や立位保持については、レベル判定などの詳細な
機能評価には適していない限界が示された。

　第10章では、「座位での下肢荷重力測定法」をトレーニングに応用し、虚弱高齢者に
も安全に行える「簡易下肢・体幹トレーニング法」の開発を目指した。トレーニングは、
座位での下肢荷重力測定と同様の方法で、体重計を垂直方向に5秒間踏みつける運動を
左右交互に繰り返す。運動強度は、介入前に実施した最大下肢荷重力値の80%を目安
とした。このトレーニングを1日15分間、週3日の頻度で12週間継続できた介入群
29名と、特別な運動を行わなかった統制群28名の身体機能（下肢荷重力、握力、大腿
四頭筋筋力、歩行速度、TUG、立ち上がり回数）を比較した。その結果、握力、TUG、立
ち上がり回数には有意な変化は認められなかったが、介入群の下肢荷重力、大腿四頭筋
筋力、歩行速度はトレーニング後有意に高まり、下肢荷重力と大腿四頭筋筋力は統制群
と比較しても有意に高値を示した。なお統制群は、測定したすべての項目でトレーニン
グ前後に有意な変化は認められなかった。これらの結果から、下肢荷重力トレーニング
は、虚弱高齢者の下肢筋力や歩行能力の向上に効果的であることが示唆された。

第2節　虚弱高齢者用10秒椅子立ち上がりテスト（Frail CS-10）に関する総合考察

　本研究では、「虚弱高齢者用10秒椅子立ち上がりテスト（10-sec Chair Stand test for Frail Elderly; Frail CS-10）」に関する8つの研究を行っている。まず第2章において、Frail CS-10の測定方法を紹介するとともに、Frail CS-10の再現性と基準関連妥当性について検討した。Frail CS-10は、Jonesら（1999）により考案された「30秒椅子立ち上がりテスト（30-sec Chair Stand test; CS-30）」を参考に、虚弱高齢者用に修正して行った。CS-30は、椅子座位で両上肢を組み、30秒間に行える立ち上がり回数を評価するが、Frail CS-10では測定時間を10秒間に短縮し、両上肢を膝の上に置いた椅子座位からの立ち上がり回数を測定する。測定条件として、立ち上がり途中で10秒経過した場合はカウントしないよう定めた。

　デイケア施設に通所している虚弱高齢者60名を対象に検討した結果、級内相関係数（Intraclass correlation coefficient; ICC）が0.957と極めて高い再現性が認められ、下肢筋力の指標とした大腿四頭筋筋力、歩行能力および立位バランス能力の指標とした歩行速度やTimed up & go test（TUG）との間に、男女ともに有意な相関が認められ、Frail CS-10の基準関連妥当性が確認された。さらに、虚弱高齢者159名を対象に行った研究から、男女ともにFrail CS-10は大腿四頭筋筋力よりも、機能的自立度評価法の運動項目（functional independence measure motor sub scores; FIM-M）得点との関連が強かった。これらの結果から、Frail CS-10は虚弱高齢者の簡易下肢機能評価法として、臨床応用できることが確認された。

　第2章の結果に基づいて第3章では、バランス障害や歩行障害が特徴的に生じる、パーキンソン病患者の下肢機能評価をFrail CS-10を用いて行った。その結果、Frail CS-10は動的バランスの指標であるTUG、応用歩行の指標である10m障害物歩行時間およびFIM-Mとの間に有意な相関が認められた。一方、大腿四頭筋筋力はすべての身体機能との間に有意な相関は認められなかった。このことから、Frail CS-10は従来の下肢機能評価法である大腿四頭筋筋力と比べて、パーキンソン病患者のバランス機能、応用歩行能力や日常生活活動（activities of daily living; ADL）能力を推測するための簡便な下肢機能評価法であることが示された。

　第4章では、疾患に関係なくFrail CS-10を臨床で使用できるか否かを検討した。中枢神経疾患や整形外科的疾患などの様々な疾患を有する入院患者を対象に検討した結果、Frail CS-10は男女ともに下肢筋力や歩行能力、およびADL能力と有意な相関、あるいは相関を示す傾向が認められた。さらに、入院期間中の転倒の有無を従属変数とし

た Receiver Operating Characteristic 曲線を作成し、Frail CS-10 のカットオフ値を求めた結果、カットオフ値は 2.5 回（Area Under the Curve: 0.97、感度：89%、特異度：95%）であった。AUC が 0.97 という結果から、Frail CS-10 が高度の予測能ありと判断され、感度 89%、特異度 95% で検出されたカットオフ値 2.5 回の陽性的中率（Frail CS-10 が 2 回以下の転倒経験者の割合）が 76%、陰性的中率（Frail CS-10 が 3 回以上で転倒経験なしの割合）が 98%、正診率（カットオフ値 2.5 回で正しく判別された割合）が 94% と良好な値を示した。これらのことから、Frail CS-10 は高い判別精度で転倒の有無を判断することができ、病棟内自立歩行を許可するための判定テストとして有用であることが示された。

　第 2 章から第 4 章までは、要介護認定を受けた虚弱高齢者や、中枢神経疾患および整形外科的疾患などで治療中の虚弱高齢者を対象に研究を実施した。その結果、CS-30 を虚弱高齢者用に改変した Frail CS-10 は、虚弱高齢者の下肢機能を適切に評価できる簡易評価法であることが確認された。ただし、Frail CS-10 と CS-30 を併せて評価・検討してはおらず、元気高齢者の下肢機能をどの程度評価できるかについても明らかにしていない。そこで第 5 章では、Frail CS-10 が高齢者ヘルスプロモーション活動に応用可能かを検討するため、地域で生活している虚弱高齢者と元気高齢者を対象に研究を進めた。

　デイサービスを利用している虚弱高齢者では、CS-30 と Frail CS-10 はともに最速歩行時間や TUG との間に有意な相関が認められた。さらに、Frail CS-10 のみに通常歩行時間とも有意な相関が認められた。よって Frail CS-10 は、CS-30 以上にデイサービス事業所で実施しやすい下肢機能評価法であることが確認された。また、自立生活を営む元気高齢者 154 名を対象に検討した結果、CS-30 と Frail CS-10 はともに大腿四頭筋筋力・上体起こし回数・TUG の 3 項目と独立して関連することが示された。よって、Frail CS-10 は元気高齢者を対象としても、CS-30 と同様に彼らの下肢筋力や動的バランスを反映する評価法であることが示唆された。

　これらの知見から、特別な機器を必要とせず簡便に実施できる Frail CS-10 は、虚弱高齢者から元気高齢者まで幅広く対象にできる、汎用性の高い簡易下肢機能評価法であることが示された。

第3節　座位での下肢荷重力測定法に関する総合考察

　本研究では、「座位での下肢荷重力測定法」に関する9つの研究を行っている。まず第6章において、座位での下肢荷重力の測定方法を紹介するとともに、座位での下肢荷重力測定法の再現性と基準関連妥当性について検討した。座位での下肢荷重力測定法は、椅子座位で家庭用の市販体重計の上に左右片方の足を乗せる。椅子シート端と膝窩部間を拳一個分空け、測定開始の合図とともに、下肢で体重計を垂直方向に最大努力下で5秒間踏みつける。その際、体幹の矢状面および前額面での動きは制限せず、体重計を押し易い姿勢をとらせるが、殿部を椅子シートから離さないように留意する。測定は左右両側とも行い、左右の最大値を合計して下肢荷重力（kg）とし、体重比百分率（%）に換算して解析に用いた。

　介護老人保健施設に入所中の虚弱高齢者を対象に、「座位での下肢荷重力測定法」の再現性を検討した結果、測定値の再現性は良好（ICC=0.823）であり、十分に臨床現場で使用できることが確認された。また座位での下肢荷重力は、男女ともに歩行能力やADL能力と有意な相関が認められ、すべての項目で大腿四頭筋筋力よりも関連が強かったことから、大腿四頭筋筋力よりも虚弱高齢者の下肢機能をより反映することが示された。また判別分析の結果、歩行可能群と不可能群を判別する座位での下肢荷重力の判別点は42.9%、その的中率が86.0%であった。よってこの方法で、体重計を体重の約半分の力（左右合計）で踏みつけることができれば、歩行ができる可能性が高いことが示された。

　第6章において、「座位での下肢荷重力測定法」が虚弱高齢者の簡易下肢機能評価法として有用であることが示されたが、下肢荷重力値が示す測定値の基本的なメカニズムは明らかにされておらず、その測定値が何を表す指標なのかが明確ではない。そこで第7章では、健常成人の協力を得て運動学的視点から実験を試みた。まず、大腿部筋の筋活動と座位での下肢荷重量の動的変化を同時記録できる計測システムを作製し、それぞれの動的変動の関連から、座位での下肢荷重力に対する大腿筋の役割について検討した。その結果、座位での下肢荷重力発揮時には大腿四頭筋と大腿二頭筋の同時収縮が生じ、とくに大腿四頭筋の活動が大きいことから、荷重力発揮に対する大腿四頭筋活動の貢献が大きいことが明らかとなった。また、体重計の踏み込み時間は5秒間に設定する必要性が示された。さらに、座位での下肢荷重力と併せて大腿四頭筋筋力および座位保持能力をハンドヘルドダイナモメーターで測定して解析した結果、座位での下肢荷重力は下肢筋力のみならず、座位保持能力をも密接に反映していることが示された。

　脳卒中片麻痺患者（片麻痺患者）の下肢機能評価には、従来からBrunnstromステージ（Br.ステージ）や上田の12グレード片麻痺機能テスト（12グレード）が用いられて

きた（上田，1999）。しかし、理学療法アプローチなどによって、基本動作能力や歩行能力の改善が認められても、Br. ステージや 12 グレードが改善されない場合が少なくない。またその評価法自体、検者の主観的な判断に委ねられることが考えられる。動作能力の改善を機能レベルに反映させるためには、機能評価を定量的に行うことが求められる（菅原ら，1993）。そこで第 8 章では、量的評価が確立されていない脳卒中片麻痺患者の下肢機能評価について、「座位での下肢荷重力測定法」の適応を検討した。

　脳卒中片麻痺患者を対象に測定された下肢荷重力の再現性は、非麻痺側（ICC＝0.977）および麻痺側（ICC＝0.963）ともに極めて高く、麻痺側下肢荷重力は Br. ステージ、FIM 得点、歩行速度との間に有意な正の相関が認められ、下肢荷重力値の妥当性も示された。また、座位での下肢荷重力と下肢筋力や座位保持能力との分析結果から、脳卒中片麻痺患者においても下肢荷重力は下肢筋力のみならず、座位保持能力をも反映していることが示された。さらに、両側の下肢荷重力体重比の合計値が 50％ 以上であれば歩行可能であることが示唆された。例外として、重度の感覚障害や半側空間無視のある患者は、50％ 以上であっても歩行ができない患者が存在した。このことから、座位での下肢荷重力測定法は歩行の評価と組み合わせることで、身体機能以外の目に見えない障害、例えば感覚障害や高次脳機能障害のスクリーニングテストとして活用できるかもしれない。

　第 9 章では、脳卒中片麻痺患者を対象に、座位での下肢荷重力測定法の有用性とその限界について所見を加えた。まず、歩行に介助を要する脳卒中片麻痺患者の座位での下肢荷重力測定時における非麻痺側下肢の筋活動の特徴を検討した。その結果、健常成人に認められた下肢筋の同時収縮が認められず、とくに下肢後面筋（大腿二頭筋および腓腹筋）の活動が著しく減少していた。このことから、脳卒中片麻痺患者は非麻痺側であっても下肢の協調運動が低下していることが推察される。また、座位での下肢荷重力測定法は、下肢の協調性向上を目的としたトレーニングへの応用も期待できることが示された。

　また、脳卒中片麻痺患者の歩行や立位保持、ならびに立ち上がり動作能力と座位での下肢荷重力との関連を検討した。これら 3 つの動作を能力別に 3 群に分類して解析した結果、座位での下肢荷重力は歩行や立位保持、あるいは立ち上がり動作の可否判定の指標になること、とくに立ち上がり動作は、能力のレベル判定にも利用できる可能性が示された。ただし、歩行や立位保持については、レベル判定などの詳細な機能評価には適していない限界が示された。具体的には、歩行動作では歩行の可否判定はできるが、歩行レベル（屋内歩行 vs 屋外歩行）の判定はできず、立位保持では立位保持の可否判定はできるが、立位保持動作レベル（上肢の支持なし vs 一本杖使用）の判定は難しいことが示された。

　ここまでに検討した「座位での下肢荷重力測定法」は、場所を選ばず座位姿勢で簡単かつ安全に測定できるため、その適応範囲は広い。また、虚弱高齢者自身や家族でも市

販体重計の数値を確認できることから、自宅においても測定可能という利点がある。最後の第 10 章では、この「座位での下肢荷重力測定法」をトレーニングに応用し、虚弱高齢者にも安全に行える「簡易下肢・体幹トレーニング法」の開発を目指した。

　トレーニングは、座位での下肢荷重力測定と同様の方法で、体重計を垂直方向に 5 秒間踏みつける運動を左右交互に繰り返す。運動強度は、介入前に実施した最大下肢荷重力値の 80% を目安とした。このトレーニングを 1 日 15 分間、週 3 日の頻度で 12 週間継続できた介入群と特別な運動を行わなかった統制群の身体機能を比較した。その結果、介入群の下肢荷重力、大腿四頭筋筋力、歩行速度はトレーニング後有意に高まり、下肢荷重力と大腿四頭筋筋力は統制群と比較しても有意な改善を示した。なお、トレーニング介入群における脱落者は、高齢者施設に入所した 1 名のみであり、虚弱高齢者であっても継続しやすいトレーニング法であることが示された。また、本トレーニングで用いた座位姿勢で行う踏みつけ動作は、心血管系への影響が少ないことがすでに報告されており、安全性の面かららも有効であることが確認されている。

第4節　結　語

　本研究は、「虚弱高齢者用10秒椅子立ち上がりテスト（10-sec Chair Stand test for Frail Elderly; Frail CS-10）」と市販体重計を用いて測定する「座位での下肢荷重力測定法」の開発を目指して行った実験、および調査研究から下記の結果が得られた。

1　30秒椅子立ち上がりテスト（30-sec Chair Stand test; CS-30）を虚弱高齢者用に改変したFrail CS-10を考案し、その測定値の高い再現性と妥当性が確認された。

2　パーキンソン病患者を対象に評価したFrail CS-10は、彼らの膝伸展筋力よりも動的立位バランスや歩行能力、日常生活活動能力を反映する簡易下肢機能評価法であることが示された。

3　またFrail CS-10は、中枢神経疾患や整形外科的疾患など、様々な疾患を有する入院患者を対象としても、下肢機能を反映する有用で簡便な評価法であることが確認された。

4　入院加療中の高齢患者を対象とした研究から、Frail CS-10が3回以上の高齢者は転倒リスクが低く、病棟内自立歩行を許可するための判定テストとして使用できることが示された。

5　Frail CS-10はCS-30以上に、地域で生活している高齢者のヘルスプロモーション活動の簡易下肢機能評価法として有用であることが検証された。

6　市販体重計を用いた「座位での下肢荷重力測定法」を考案し、その測定値の高い再現性と妥当性が確認された。

7　とくに虚弱高齢者では、従来から下肢機能の代表値として用いられている大腿四頭筋筋力よりも下肢機能をより反映することが示された。

8　健常成人を対象とした筋電図学的研究から、座位での下肢荷重力発揮時には大腿四頭筋と大腿二頭筋の同時収縮が生じていることが明らかとなり、体重計の踏み込み時間を5秒間に設定することが示された。

9　脳卒中片麻痺患者を対象とした研究から、非麻痺側のみならず麻痺側であっても測定値の再現性は極めて高く、両側の下肢荷重力体重比の合計値が50％以上であれば歩行可能であることが示唆された。

10　座位での下肢荷重力測定法は、脳卒中片麻痺患者の下肢機能のみならず体幹機能を含めた評価指標として有用であることが確認された。

11　歩行に介助を要する脳卒中片麻痺患者の下肢荷重力発揮時には、非麻痺側で

あっても下肢筋群の同時収縮が出現せず、下肢の協調運動に問題があることが明らかとなった。

12　座位での下肢荷重力測定法は、歩行や立位保持、および立ち上がり動作の可否判定の指標となること、とくに立ち上がり動作に関しては、能力のレベル判定にも利用できることが示された。

13　座位での下肢荷重力測定法をトレーニングに応用した「簡易下肢・体幹トレーニング法」は、虚弱高齢者の下肢筋力や歩行能力の向上に効果的であることが、層別化無作為割付試験により確認された。

などの臨床的意義が示された。

引用文献

American Geriatrics Society, British Geriatric Society, American Academy of Orthopaedic Surgeons Panel on Fall Prevention: Guideline for the prevention of falls in older persons. J Am Geriatr Soc, 2001, 49(5): 664-772.

Arnadottir S, Mercer V: Effects of Footwear on Measurements of Balance and Gait in Women Between the Ages of 65 and 93 Years. Phys Ther, 2000, 80: 17-27.

Asai T, Oshima K, Fukumoto Y, et al: Association of fall history with the Timed Up and Go test score and the dual task cost: A cross-sectional study among independent community-dwelling older adults. Geriatrics & Gerontology International, 2018, 18(8): 1189-1193.

浅川康吉, 池添冬芽, 羽崎　完・他：高齢者における下肢筋力と起居・移動動作能力の関連性. 理学療法学, 1997, 24 (4): 248-253.

浅野　賢, 熊井初穂, 新田富士子：脳卒中片麻痺におけるブリッジ動作の定量的評価. 理学療法学, 1991, 18 (2): 137-140.

阿部和夫：パーキンソン病におけるすくみ足と両下肢協調運動障害. リハビリテーション医学, 2006, 43 (5): 315-321.

阿部　長, 丸山　泉, 原　直哉：脳卒中片麻痺患者における下肢筋出力特性が歩行速度に及ぼす影響. 理学療法学, 1994, 21 (7): 411- 415.

天野徹哉, 玉利光太郎, 浅井友詞・他：内側型変形性膝関節症患者における立ち上がり速度の関連因子. 理学療法学, 2011, 38 (5): 374-381.

Berg K, Wood-Dauphinee S, Williams J, et al.: Measuring balance in the elderly: Preliminary development of an instrument. Physiotherapy Canada, 1989, 41: 304-311.

Berg K, Wood-Dauphinee S, Williams JI, et al.: The balance scale: reliability assessment with elederly resistants and patients with an acute stroke. Scand J Rehabil Med, 1995, 37: 27-36.

Berg K, Wood-Dauphinee S, Williams J, et al.: Measuring balance in the elderly: validation of an instrument. Can J Public Health, 1992, 83: S7-S11.

Berg K: Measuring balance in the elderly: development and validation of an instrument [dissertation]. McGill University, Montreal, 1992.

Binder EF, Brown M, Sinacore DR: Effects of extended outpatient rehabilitation after hip fracture: a randomized controlled trial. JAMA, 2004, 292: 837-846.

Bischoff H, Conzelmann M, Lindemann D, et al.: Self-reported exercise before age 40: influence on quantitative skeletal ultrasound and fall risk in the elderly. Arch Phys Med Rehabil. 2001, 82(6): 801-806.

Bohannon RW: Gait performance of hemiparetic stroke patients: selected variables. Arch Phys Med Rehabil, 1987, 68(11): 777- 781

Bohannon RW, Smith J, Hull D, et al: Deficits in low extremity muscle and gait performance among renal transplant candidates. Arch Phys Med Rehabil, 1995, 76: 547-551.

Bohannon RW, Walsh S: Nature: reliability and predictive value of muscle performance measures in patients with hemiparesis following stroke. Arch Phys Med Rehabil, 1992, 73: 721-725.

Brooks SV, Faulkner JA: Skeletal muscle weakness in old age: underlying mechanisms. Medicine and science in sports and exercise, 1994, 26(4):432-439.

Brooks D, Davis A, Naglie G: Validity of 3 physical performance measures in inpatient geriatric rehabilitation. Arch Phys Med Rehabil, 2006, 87(1): 105-110.

Brusse K, Zimdars S, Zalewski K, et al.: Testing functional performance in people with Parkinson disease. Phys Ther, 2005, 85(2): 134-141.

Buchner DM1, Cress ME, Esselman PC, et al: Factors associated with changes in gait speed in older adults. J Gerontol A Biol Sci Med Sci. 1996, 51(6): M297-302.

Buchner DM, Cress ME, de Lateur BJ, et al: The effect of strength and endurance training on gait, balance, fall risk, and health services use in community-living older adults. J Gerontol A Biol Sci Med Sci, 1997, 52: 218-224.

Cohen J: A power primer. Psychological Bulletin, 1992, 112(1): 155-159.

Crowe SF: The differential contribution of mental tracking, cognitive flexibility, visual search, and motor speed to performance on parts A and B of the Trail Making Test. Journal of clinical psychology. 1998, 54(5):585-591.

de Rekeneire N, Visser M, Peila R: Is a fall just a fall: correlates of falling in healthy older persons, The Health, Aging and Body Composition Study. J Am Geriatr Soc, 2003, 51: 841-846.

Devereux K, Robertson D, Briffa NK: Effects of a water-based program on women 65 years and over: a randomized controlled trial. Aust J Physiother, 2005, 51: 102-105.

Dite W, Temple VA: A clinical test of stepping and change of direction to identify multiple falling older adults. Arch Phys Med Rehabil, 2002, 83(11): 1566-1571.

江﨑千恵, 村田　伸, 宮崎純弥・他：地域在住高齢者の大腿周径および大腿四頭筋筋厚と大腿四頭筋筋力との関連. 理学療法科学, 2010, 25 (5)：673-676.

江西一成, 大峰三郎, 木村美子・他：片麻痺患者の歩行速度への影響因子. 理学療法学, 1992, 19: 461-466.

江原義弘, 山本澄子：立ち上がり動作の分析. 医歯薬出版, 東京, 2001.

Ferrucci L, Guralnik JM, Buchner D, et al. Departures from linearity in the relationship between measures of muscular strength and physical performance of the lower extremities: the Women's Health and Aging Study. The Journals of Gerontology Series A: Biological Sciences and Medical Sciences, 1997, 52(5): M275-M285.

Flanagan S, Salem G, Wang M, et al. Squatting exercises in older adults: kinematic and kinetic comparisons. Medicine and science in sports and exercise, 2003, 35(4): 635.

Fluss R, Faraggi D, Reiser B: Estimation of the Youden Index and its associated cutoff point. Biom J, 2005, 47: 458-472.

藤澤宏幸, 武田涼子, 前田里美・他：脳卒中片麻痺患者におけるFunctional Reach Testと片脚立位保持時間の測定の意義―歩行能力との関係に着目して. 理学療法学, 2005, 32 (7)：416-422.

Granger CV, Hamilton BB, Linacre M, et al.: Performance profiles of the functional independence measure. Am J Phys Med Rehabil, 1993, 72: 84-89.

Guralnik JM, Ferrucci L, Simonsick EM, et al: Lower-extremity function in persons over the age of 70 years as a predictor of subsequent disability. N Engl J Med, 1995, 332:

556-561.

Haga H, Shibata H, Shichita K: Falls in the institutionalized elderly in Japan. Arch Gerontol Geriatr, 1986, 5: 1-9.

Hughes MA, Myers BS, Schenkman ML: The role of strength in rising from a chair in the functionally impaired elderly. J Biomech 29: 1509-1513, 1996

Hunter SK, Thompson MW, Adams RD: Relationships among age-associated strength changes and physical activity level, limb dominance, and muscle group in women. The Journals of Gerontology Series A: Biological Sciences and Medical Sciences. 2000;55(6):B264-B273.

Hyde SA, Goddard CM, Scott OM.: The myometer: the devel opment of a clinica1tool. Physiotherapy, 1983, 69(12): 424- 427.

芳賀　博・他：地域老人の日常生活活動能力に関する追跡的研究. 民族衛生, 1988, 54: 217-233.

長谷公隆：立位姿勢の制御. リハ医学, 2006, 43(8): 542- 553.

浜島信之：無作為割付臨床試験. 癌と化学療法社, 東京, 1994: 84-95.

原　毅, 吉松竜貴, 久保　晃：高齢慢性期患者における座位での下肢荷重力と移乗動作自立度の関連性について. 理学療法科学, 2009, 24(2): 201-204.

原　毅, 久保　晃：高齢慢性期患者における座位での下肢荷重力測定動作に伴う血圧変化について. 理学療法科学, 2009, 24(3): 473-477.

平澤有里, 長谷川輝美, 笹　益雄・他：ハンドヘルドダイナモメーターを用いた等尺性膝伸展筋力測定の妥当性. 総合リハビリテーション, 2001, 33(4): 375-377.

本田亜紀子, 田原弘幸, 山本秀正・他：脳卒中片麻痺患者における立位時患側体重負荷率と歩行・バランス能力の関連. 長崎大学医療技術短期大学部紀要, 1992, 5: 187-191.

池添冬芽, 浅川康吉, 羽崎　完・他：高齢者における起居移動動作自立に必要な膝伸展筋力について. 理学療法学, 1997, 12(4): 179-181.

池田　望, 村田　伸, 大田尾　浩・他：地域在住女性高齢者の握力と身体機能との関係. 理学療法科学, 2011, 26(2): 255-258.

石原一成, 三村達也, 弘原海剛・他：老人保健施設入所女性のADLとQOLおよび身体機能との関連性. 理学療法科学, 2001, 16(4): 179-185.

石原　治：高齢者の認知機能とバイオメカニズム. バイオメカニズム学会誌, 2003, 27(1): 6-9.

伊東　元, 橋詰　謙, 斎藤　宏・他：大腿四頭筋機能と歩行能力の関係. リハビリテーション医学, 1985, 22(3): 164-165.

猪飼哲夫：高齢者・片麻痺患者の転倒とバランス機能. リハビリテーション医学, 2006, 43(8): 523-530.

猪飼哲夫, 宮野佐年：大学病院における大腿骨頚部骨折のリハビリテーション. 臨床リハ, 2002, 11(11): 1078-1081.

井上隆三：パーキンソン病及びパーキンソン症候群患者の重心位置, 重心移動, 重心動揺の変化. 理学療法学, 1992, 19(6): 546-550.

岩井浩一, 滝澤恵美, 阪井康友・他：地域の介護予防事業における運動プログラム参加者の体力向上効果. 茨城県立医療大学紀要, 2008, 13: 47-56.

岩瀬弘明, 村田　伸, 阿波邦彦・他：疾患に関係なく簡便に評価できる下肢機能評価法の検討. ―

虚弱高齢者用10秒椅子立ち上がりテスト（Frail CS-10）を用いて―. 理学療法科学, 2013, 28（1）: 27-30.

岩谷　力, 飛松好子：障害と活動の測定・評価ハンドブック―機能からQOLまで. 南江堂, 東京, 2005, 177-180.

岩原昭彦, 伊藤恵美, 永原直子・他：中高齢者のライフスタイルと高次脳機能との関連性について. 人間環境学研究, 2011, 9（2）:117-123.

Jones CJ, Rikli RE, Beam WC: A 30-s chair-stand test as a measure of lower body strength in community-residing older adults. Research quarterly for exercise and sport, 1999; 70(2):113-119.

Judge JO, Whipple RH, Wolfson LI: Effects of resistive and balance exercises on isokinetic strength in older persons. J Am Geriatr Soc, 1994,42(9): 937-946.

Karatas M, Çetin N, Bayramoglu M, et al: Trunk Muscle Strength in Relation to Balance and Functional Disability in Unihemispheric Stroke Patients. Am J Phys Med Rehabil, 2004, 83(2): 81-87.

Kalpouzos G, Chételat G, Baron JC, et al: Voxel-based mapping of brain gray matter volume and glucose metabolism profiles in normal aging. Neurobiology of Aging, 2009, 30(1): 112-124.

Koyano W, Shibata H, Nakazato K, et al: Measurement of competence, reliability and validity of the TMIG Index of Competence. Arch Agerontol Geriatr, 1991, 13(2): 103-116.

Klein PJ, Adams WD: Comprehensive therapeutic benefits of Taiji: a critical review. Am J Phys Med Rehabil, 2004, 83(9): 735-745.

甲斐義浩, 村田　伸, 堀江　淳・他：要介護高齢者の5 m最速歩行速度とADL能力との関連. 総合リハビリテーション, 2011, 39（8）: 795-799.

郭　輝, 牛凱軍, 矢野秀典, 小鴨恭子・他：太極拳及びカンフー体操を取り入れた転倒予防トレーニングの体力低下高齢者の体力に及ぼす効果の検証従来型転倒予防トレーニングとの比較. 体力科学, 2007, 56（2）: 241-256.

角田憲治, 辻　大士, 尹　智暎・他：地域在住高齢者の余暇活動量, 家庭内活動量, 仕事関連活動量と身体機能との関連性. 日本老年医学会雑誌, 2010, 47（6）: 592-600.

加藤宗規, 山﨑裕司, 柊　幸伸・他：ハンドヘルドダイナモメーターによる等尺性膝伸展筋力の測定―固定用ベルトの使用が検者間再現性に与える影響. 総合リハビリテーション, 2001, 29（11）: 1047-1050.

神鳥亮太：健常高齢者と若年者の体力要因の比較. 北里理学療法学, 2000, 3: 57-60.

川端悠士, 日浦雅則：地域在住高齢者における転倒予測テストとしてのCS-30の有用性. 理学療法科学, 2008, 23（3）: 441-445.

川初清典：脚筋の力・速度・パワー能力の年齢別推移. 体育学研究, 1974, 19（4-5）: 201-206.

衣笠隆, 芳賀脩光, 江崎和希・他：低体力高齢者の体力, 生活機能, 健康度に及ぼす運動介入の影響（無作為化比較試験による場合）. 日本運動生理学雑誌, 2005, 12（2）: 63-73.

黒瀬聖司, 今井　優, 鍵谷古都美・他：維持期における心疾患の有無による体力要素の比較検討. 心臓リハビリテーション, 2009, 14（1）: 263-268.

栗山裕司, 大倉三洋, 中屋久長：体力スクリーニングのための検査・測定のポイントとその実際. 理学療法, 2004, 21（1）: 313-320.

慶應義塾大学医学部リハビリテーション医学教室訳：FIM 医学的リハビリテーションのための統一データセット利用の手引き．慶應義塾大学医学部リハビリテーション医学教室，東京，1991，17-31．

厚生労働省：平成20年（2008）患者調査の概況 5主要な傷病の総患者.http://www.mhlw.go.jp/toukei/saikin/hw/kanja/08/dl /05.pdf（閲覧日2012年1月19日）

厚生統計協会：国民衛生の動向・厚生の指標（臨時増刊）．厚生統計協会，東京，2006，64-67．

厚生労働省：指定居宅サービス等の事業の人員、設備及び運営に関する基準. https://www.mhlw.go.jp/web/t_doc?dataId=82999404&data Type=0& pageNo=2（閲覧日2019年12月1日）．

厚生労働省：平成30年度介護給付費等実態統計の概況. https:// www.hlw.go.jp/toukei/saikin/hw/kaigo/kyufu/18/index.html（閲覧日2019年12月1日）．

厚生労働省：政策レポート. https://www.mhlw.go.jp/seisaku/07.html（閲覧日2020年4月16日）．

神戸晃男，山田俊昭，西村誠次・他：歩行速度の違いによる筋活動の差の筋電図学的研究．PTジャーナル，1993，27(10)：721-725．

江連亜弥，原田慎一，小澤佑介・他：脳卒中片麻痺者の体幹機能と日常生活活動（ADL）との関係について．理学療法科学，2010，25(1)：147-150．

小林徹也，熱田裕司，武田直樹・他：姿勢と腰痛－特に中高年者の姿勢変化について．脊椎脊髄ジャーナル．13(6)，2000：545-549．

小林徹也，武田直樹，熱田裕司・他：長期農作業従事者の脊柱変化に関するコホート研究．日整会誌，2001，75(2)：S125．

Latham NK, Bennett DA, Stretton CM, et al: Systematic review of progressive resistance strength training in older adults. J Gerontol A Biol Sci Med Sci, 2004, 59(1): 48- 61.

Lieber RL. Hypothesis: biarticular muscles transfer moments between joints. Developmental Medicine & Child Neurology, 1990, 32(5): 456-458.

Liston RA, Brouwer Bj: Reliability and validity of measures obtained from stroke patients using the Balance Master. Arch Phys Med Rehabil, 1996, 77(5): 425-430.

Lord SR, Clark RD, Webster IW: Physiological factors associated with falls in an elderly population. J Am Geriatr Soc, 1991, 39(12): 1194-1200.

Maeda T, Oowatashi A, Kiyama R, et al.: Discrimination of walking ability using knee joint extension muscle strength in stroke patients. J Phys Ther Sci, 2001, 13(2): 87-91.

Maly M, Costigan P, Olney S: Contribution of psychosocial and mechanical variables to physical performance measures in knee osteoarthritis. Phys Ther, 2005, 85(12): 1318-1328.

Miller EK, Cohen JD. An integrative theory of prefrontal cortex function. Annual review of neuroscience, 2001, 24(1): 167-202.

Miyabara H, Nishi M : The relation of walking velocity with motor ability and functional capacity in the community dwelling elderly. J Phys Ther Sci, 2008, 20(1): 59-62.

Morgan P: The relationship between sitting balance and mobility outcome in stroke. Aust J Physiother, 1994, 40(2): 91-96.

前田哲男，森本典夫，黒瀬富義・他：高齢歩行障害患者が歩行可能な下肢筋力の推定．運動・物理

療法, 2000, 11（4）：293- 298.

前野里恵, 井上早苗, 足立徹也：転倒による高齢大腿骨頸部骨折者の日常生活状況と QOL. 理学療法学, 2004, 31（1）：45-50.

牧迫飛雄馬, 古名丈人, 島田裕之・他：後期高齢者における新規要介護認定の発生と5m歩行時間との関連：39カ月間の縦断研究. 理学療法学, 2011, 38（1）：27-33.

増田幸泰, 西田祐介, 黒澤和夫：脳卒中片麻痺患者における30秒間椅子立ち上がりテストと歩行能力の関係. 理学療法科学, 2004, 19（2）：69-73.

松永　喬：ルーチン平衡機能検査. Equilibrium Res, 1986, 45（4）：285- 301.

宮　秀哉：脳卒中片麻痺患者の歩行訓練初期における最大歩行速度の決定因. リハ医学, 1996, 33（4）：222- 227.

宮川孝芳, 徳原尚人, 千知岩伸匡・他：地域高齢者の転倒要因における考察―体力の観点から. 神戸大学医学部保健学科紀要, 2002, 18：55-64.

宮崎純弥, 村田　伸, 堀江　淳・他：男性高齢者における30秒間開眼片足立ち保持ができる意義. 理学療法科学, 2010, 25（3）：379-383.

村田　伸, 甲斐義浩, 大田尾浩・他：女性高齢者の膝関節痛と大腿四頭筋筋力との関連. 理学療法科学, 2009, 24（4）：499-503.

村田　伸, 大山美智江, 大田尾浩・他：地域在住女性高齢者の開眼片足立ち保持時間と身体機能の関連. 理学療法科学, 2008, 23（1）：79-83.

村田　伸, 大田尾浩, 村田　潤・他：虚弱高齢者における Timed Up and Go test, 歩行速度, 下肢機能との関連. 理学療法科学, 2010, 25（4）：513-516.

村田　伸, 大田尾浩, 村田　潤・他：虚弱高齢者用10秒椅子立ち上がりテスト（Frail CS-10）の有用性の検討. 理学療法科学, 2010, 25（3）：431-435.

村田　伸, 大田尾浩, 堀江　淳・他：虚弱高齢者用10椅子立ち上がりテスト（Frail CS-10）の再現性と妥当性の検討. 総合リハビリテーション, 2010, 38（12）：1183-1187.

村田　伸, 大田尾浩, 村田　潤・他：虚弱高齢者用10椅子立ち上がりテスト（Frail CS-10）と ADL との関連. 理学療法科学, 2011, 26（1）：101-104.

村田　伸, 甲斐義浩, 村田　潤・他：虚弱高齢者における Timed Up and Go Test, 歩行速度, 下肢機能との関連. 理学療法科学, 2009, 25（4）：513-516.

村田伸, 江崎千恵, 宮崎純弥・他：女性高齢者の大腿部の形態と運動機能との関連. 理学療法科学, 2010, 25（6）：939-942.

村田　伸, 忽那龍雄：在宅障害高齢者の足把持能力と転倒との関連性. 国立大学理学療法士学会誌, 2003, 24：8-13.

村田伸, 宮崎正光：障害高齢者の簡易下肢機能評価法－市販体重計を用いた下肢支持力の測定. 理学療法科学, 2005, 20（2）：111-114.

村田伸, 大田尾浩, 有馬幸史・他：脳卒中片麻痺患者における市販体重計を用いた下肢荷重力評価の検討. PT ジャーナル, 2006, 39（12）：1101-1105.

村田　伸, 大田尾浩, 有馬幸史・他：脳卒中片麻痺患者における下肢荷重力と立ち上がり・立位保持・歩行能力との関係. 理学療法科学, 2008, 23（2）：235-239.

村田　伸, 甲斐義浩, 村田　潤：下肢荷重力と下肢筋力および坐位保持能力との関係. 理学療法科学, 2006, 21（2）：169-173.

村田　伸・大山美智江・村田　潤・他：在宅高齢者における身体・認知・精神心理機能の年代差

と性差. 日本在宅ケア学会誌, 2009, 12（2）: 44-51.

村田　潤, 村田　伸, 甲斐義浩：下肢荷重力測定における荷重量と下肢筋活動の関係. 理学療法科学, 2007, 22（2）: 195-198.

村永信吾, 伊能幸雄：高齢者の敏捷性と理学療法. 理学療法, 1999, 16（9）: 725-730.

森　耕平, 村田 伸, 白岩加代子・他：プレサルコペニア高齢者の歩行速度と身体機能・認知機能との関連. ヘルスプロモーション理学療法研究, 2019, 9（2）: 53-58.

文部科学省. 新体力テスト－有意義な活用のために－. 文部科学省, editor. 東京：ぎょうせい；2000. 14-25.

文部科学省：新体力テスト─有意義な活用のために─. ぎょうせい, 東京, 2000, 126.

文部科学省：新体力テスト実施要項（65-79歳対象. http://www.mext.go.jp/sports/b_menu/sports/mcatetop03/list/detail/_icsFiles/afieldfile/2019/08/28/1408001_4.pdf（閲覧日2019年12月1日）.

Nadeau S, Arsenault AB, Gravel D, et al.: Analysis of the clinical factors determining natural and maximal gait speeds in adults with a stroke. Am J Phys Med Rehabil, 1999, 78(2): 123-130.

Newcomer KL, et al: Validity and reliability of the timed-stands test for patients with rheumatoid arthritis and other chronic diseases. J Rheumatol, 1993, 20(1): 21-27.

NishijimaT, Takahashi S, Ohishi T: The Sensitivity of the Japan Fitness Test in Elderly People to Assess the Effects of Aging. International Journal of Sport and Health Science, 2006, 4: 583-590.

中谷敏昭, 瀧本雅一, 三村寛一・他：日本人高齢者の下肢筋力を簡便に評価する30秒椅子立ち上がりテストの妥当性. 体育学研究, 2002, 47（5）: 451-461.

中谷敏昭, 灘本雅一, 三村寛一・他：30秒椅子立ち上がりテスト（CS-30テスト）成績の加齢変化と標準値の作成. 臨床スポーツ医学, 2003; 20（3）:349-355.

中谷敏昭, 芳賀脩光, 岡本　希・他：一般在宅高齢者を対象としたアップアンドゴーテストの有用性. 日本運動生理学雑誌, 2008, 15（1）: 1-10.

中原和美：最大下肢伸展筋力および生活機能と30秒椅子立ち上がりテストの関連性. 理学療法科学, 2007, 22（2）: 225-228.

中比呂志, 出村愼一, 松沢甚三郎：高齢者における体格・体力の加齢に伴う変化及びその性差. 体育学研究, 1997, 42（2）: 84-96.

奈良　勲, 洲崎俊男, 浅井　仁・他：ダイナモメーターの信頼性Musculator GT-10の使用経験による. 理学療法学, 1990, 17（3）: 247-250.

西島智子, 小山恵理子, 内藤郁奈・他：高齢者における等尺性膝伸展筋力と歩行能力の関係. 理学療法科学, 2004, 19（2）: 95-99.

野垣　宏：パーキンソン病に筋力低下は存在するのか. 山口医学, 2004, 53（4,5）: 207-213.

Ota A, Yasuda N, Horikawa S, et al: Differential effects of power rehabilitation on physical performance and higher-level functional capacity among community-dwelling older adults with a slight degree of frailty. Journal of Epidemiology, 2007, 17(2): 61-67.

大杉紘徳, 村田 伸, 久保 温子・他：30秒椅子立ち上がりテストの成績には注意機能が関連する. 健康支援, 2014, 16（1）: 1-6.

大田尾浩, 村田　伸, 有馬幸史・他：脳卒中片麻痺者における立ち上がり能力と座位での下肢荷重力との関連. 理学療法科学, 2007, 22（2）: 293-296.

大田尾浩, 村田　伸, 波多良子・他：脳卒中片麻痺患者に対する下肢荷重力測定法の信頼性－日間変動についての検者内信頼性の検討. 西九州リハビリテーション研究, 2009, 2: 45-50.

大橋麻美, 増岡泰三, 星野守利：脳卒中片麻痺患者の杖歩行パターン間での運動機能差違. 理学療法学, 2000, 27（2）: 34-27.

大渕修一：介護予防と運動療法. 総合リハ, 2006, 34（1）: 33-40.

大森圭貢, 横山仁志, 青木詩子・他：高齢患者における等尺性膝伸展筋力と立ち上がり能力の関連. 理学療法学, 2004, 31（2）: 106-112.

岡持利宣, 飯田　裕：Up & Goテスト. 理学療法, 2005, 22（1）: 129-136.

奥田　裕, 荻野禎子, 小澤佑介・他：臨床的体幹機能検査（FACT）の開発と信頼性. 理学療法科学, 2006, 21（4）: 357-362.

小栢進也, 池添冬芽, 建内宏重・他：高齢者の姿勢制御能力と転倒恐怖感および生活活動量との関連. 理学療法学, 2010, 37（2）: 78-84.

長部太勇, 阿部友和, 阿南雅也・他：立ち上がり動作の生体力学的特性と臨床への応用. 理学療法, 2010, 27（2）: 312-320.

小野　晃, 琉子友男：高齢者における下肢筋厚および筋力が動的バランスに及ぼす影響. 日本生理人類学会誌, 2001, 6（1）: 17-22.

Podsiadlo D, Richardson S: The timed "Up & Go": a test of basic functional mobility for frail elderly persons. J Am Geriatr Soc, 1991, 39(2): 142-148.

Rantanen T, Guralnik JM, Ferrucci L, et al: Coimpairments as predictors of severe walking disability in older women. J Am Geriatr Soc, 2001, 49(1): 21-27.

Rantanen T, Avela J: Leg extension power and walking speed in very old people living independently. J Gerontol A Biol Sci Med Sci, 1997, 52(4): 225-231.

Raz N, Gunning FM, Head D, et al.: Selective aging of the human cerebral cortex observed in vivo: differential vulnerability of the prefrontal gray matter. Cereb Cortex, 1997, 7(3): 268-282.

Richard WB: Strength of lower limb related to gait velocity and cadence in stroke patients. Physiother Can, 1986, 38(4): 204-206.

Rose J, Gamble JG: Walking for health, Human walking 3rd ed. Lippincott Williams & Wilkins, Philadelphia, 2006, 149-163.

Sandin KJ, Smith BS: The measure of balance in sitting in stroke rehabilitation prognosis. Stroke, 1990, 21(1): 82-86.

Santana-Sosa E, Barriopedro M, López-Mojares L, et al: Exercise training is beneficial for Alzheimer's patients. International journal of sports medicine, 2008; 29(10): 845.

Sato K, Taki Y, Fukuda H, et al: Neuroanatomical database of normal Japanese brains. Neural networks, 2003; 16(9): 1301-1310.

Shumway-Cook A, Brauer S, Woollacott M: Predicting the probability for falls in community-dwelling older adults using the Timed Up & Go Test. Phys Ther, 2000, 80(9): 896-903.

Siggeirsdottir K, Jonsson B, Jonsson H Jr, et al: The timed "Up & Go" is dependent on chair type. Clin Rehabil, 2002, 16(6): 609-616.

Singh-Manoux A, Akbaraly TN, Marmot M, et al: Persistent depressive symptoms and cognitive function in late midlife: the Whitehall II study. The Journal of clinical psychiatry, 2010, 71(10): 1379-1385.

Skelton DA, Young A, Greing CA: Effects of resistance training on strength, power, and selected functional abilities of women aged 75 and older. J Am Geriatr Soc, 1995, 43(10): 1081-1087.

佐々木理恵子, 浦辺幸夫：Star excursion balance testを用いた中高齢者のバランス能力評価. 理学療法科学, 2009, 24(6): 827-831.

佐直信彦, 中村隆一：脳卒中片麻痺患者の立位バランスの決定因子. リハ医学, 1993, 30(6): 399-403.

佐藤広徳, 三浦　朗, 佐藤美紀子・他：日本人成人男女259名における大腿部筋群横断面積と筋力の年齢変化について. 体力科学, 1999, 48(3): 353-364.

佐藤房朗：こんな時どうする－パーキンソン病の主症状に対する理学療法－体幹機能障害. 理学療法ジャーナル, 2009, 43(6): 501-508.

佐藤由美, 沼田加代, 臼田　滋：H町における高齢者の運動実態と運動機能との関連. 群馬保健学紀要, 2004, 24: 71-80.

塩田琴美, 細田昌孝, 髙梨　晃・他：筋力とバランス能力の関連性について. 理学療法科学, 2008, 23(6): 817-821.

島田裕之, 古名丈人, 大渕修一・他：高齢者を対象とした地域保健活動におけるTimed Up & Go Testの有用性. 理学療法学, 2006, 33(3): 105-111.

島田裕之, 内山　靖：高齢者に対する3ヵ月間の異なる運動が静的・動的姿勢バランス機能に及ぼす影響. 理学療法学, 2001, 28(2): 38-46.

新開省二, 渡辺修一郎, 熊谷　修：高齢者の活動的余命の予測因子としての5m歩行速度. 運動疫学研究, 2000, 2(Suppl): 32-38.

新開省二, 藤本弘一郎, 渡部和子・他：地域在宅老人の歩行移動力の現状とその関連要因. 日本公衛誌, 1999, 46(1): 35-46.

信太雅洋, 伊藤俊一, 久保田健太・他：慢性期脳卒中片麻痺者に対する30秒椅子立ち上がりテスト（CS-30テスト）の有用性（歩行機能との関連性について）. 北海道理学療法, 2007, 24: 100-104.

菅原憲一, 内田成男, 石原　勉・他：片麻痺患者の歩行能力と麻痺側機能との関係. 理学療法学, 1993, 20(5): 289-293.

杉原敏道, 三島誠一, 武田貴好・他：高齢者の起立動作能力と排泄の自立度について. 理学療法科学, 2007, 22(1): 89-92.

杉本　諭, 網本　和・他：脳血管障害患者の歩行能力に及ぼす非麻痺側筋力と坐位能力の影響. 理学療法学, 2000, 27(1): 4-8.

鈴木堅二, 中村隆一, 山田嘉明・他：脳卒中片麻痺患者の最大歩行速度と立位バランス. リハビリテーション医学, 1992, 29(7): 577-580.

鈴木堅二, 今田元, 竹内正人・他：地域で自立生活している高齢者の歩行速度と生活関連活動との関連. 総合リハビリテーション, 2000, 28(10): 955-959.

鈴木淳一, 松永　喬, 徳増厚二・他：重心動揺検査のQ&A, 手引き(1995). Equilibrium Research, 1996, 55(1): 64-77.

千田圭二, 饗場郁子：Parkinson病と転倒. 神経内科, 2011, 74（1）: 73-78.

相馬正之, 村田　伸, 岩瀬弘明・他：地域在住高齢者の10 m障害物歩行と身体機能との関連. ヘルスプロモーション理学療法研究, 2014, 4（3）: 129-132.

総務省, http://www.stat.go.jp/data/jinsui/tsuki/index.htm（2009年11月1日閲覧）.

曽我文明, 西村敦司, 野村卓生・他：高齢大腿骨頸部骨折術後患者における30秒椅子立ち上がりテストの有用性（歩行速度との関連から）. 高知県理学療法, 2008, 15: 15-18.

園田　茂, 大橋正洋, 小林一成・他：リハビリテーション関連雑誌における評価法使用動向調査（3）. リハ医学, 2001, 38（10）: 796-798.

Takazawa K, Arisawa K, Honda S, et al: Lower-extremity muscle forces measured by a hand-held dynamometer and the risk of falls among day-care users in Japan: using multinomial logistic regression analysis. Disabil Rehabil, 2003, 25(8): 399-404.

Tombaugh TN. Trail Making Test A and B: Normative data stratified by age and education. Archives of Clinical Neuropsychology. 2004; 19(2), 203-214.

Tombaugh TN, McIntyre NJ: The mini-mental state examination: a comprehensive review. J Am Geriatr Soc, 1992, 40(9): 922-935.

竹内孝仁：在宅高齢者支援の戦略と戦術－リハビリテーション. 老年医学, 2008, 45（1）: 43-45.

武岡健次, 七堂大学, 山田保隆・他：パーキンソン病患者の姿勢保持障害の検討－傾斜刺激による定量的評価. 理学療法科学, 1995, 10（2）: 71-74.

田中彩乃, 網本　和, 松澤智美・他：ハンドヘルドダイナモメーターによる坐位保持能力の測定－健常人における加齢的変化. 理学療法学, 2001, 28（6）: 282- 285.

田中真一, 村田　伸, 山崎先也・他：地域在住高齢者の下肢筋力がバランスおよび動作能力へ及ぼす影響―足関節底屈筋力および大腿四頭筋力との関連. ヘルスプロモーション理学療法研究, 2013, 3（4）: 163-167.

千葉絵里子, 藁谷季恵, 橘田将一・他：脳血管障害患者の院内自立歩行許可に関する調査. 北海道理学療法, 1999, 16: 93 -95.

對馬　均, 対馬栄輝, 對馬　圭・他：ファンクショナルリーチの値は加齢によってどう変化するか. 弘前大学医学部保健学科紀要, 2006, 5: 165-172.

對馬　均・松島美正：TUG Test・BBS. 赤居正美編, リハビリテーションにおける評価法ハンドブック－障害や健康の測り方. 医歯薬出版, 東京, 2009, 168-173.

対馬栄輝：SPSSで学ぶ医療系データ解析. 東京図書, 2007, 212-213.

辻 一郎：介護予防と廃用症候群モデル. 総合リハビリテーション, 2006, 34（7）: 649-653.

辻　哲也, 園田　茂, 千野直一：入院・退院時における脳血管障害患者のADL構造の分析―機能的自立度評価法（FIM）を用いて. リハ医学, 1996, 33（5）: 301-309.

道免和久：脳卒中片麻痺患者の機能評価法Stroke Impairment Assessment Set（SIAS）の信頼性および妥当性の検討（1）―麻痺側運動機能, 筋緊張, 腱反射, 健側機能. リハ医学, 1995, 32（2）: 113-122.

道免和久, 才藤栄一, 園田　茂・他：脳卒中機能障害評価セット Stroke Impairment Assessment Set（SIAS）（2）麻痺側運動機能評価項目の信頼性と妥当性の検討. リハ医学, 1993, 30（2）: 310-314.

時田　喬：重心動揺検査. 日本平衡神経科　学会編・平衡機能検査の実際. 南山堂, 東京, 1986,

126- 133.

上田　敏：目で見るリハビリテーション医学. 第2版, 東京大学出版会, 1999, 44- 47.

植松光俊, 新垣盛宏, 梶原史恵・他：歩行自立度判定. 理学療法学, 2005, 32（4）: 201-206.

臼田　滋, 山端るり子, 遠藤文雄・他：地域在住女性高齢者のバランス能力と下肢筋力, 歩行能力
との関連性. 理学療法科学, 1999, 14（1）: 33-36.

内山　靖・他：平衡機能. PTジャーナル, 1998, 32（12）: 949- 959.

内山　靖：計測法総論, 計測法入門（内山　靖・小林　武・間瀬教史編）, 共同医書, 東京, 2001.

Yamauchi T, Midorikawa T, HagiharaJun, S: Quality of life, nutritional status, physical
activity, and their interrelationships of elderly living on an underpopulated island in
Japan. Geriatrics & Gerontology International, 2007, 7: 26-33.

矢倉千昭, 曽田武史, 森下志子・他：30秒間の椅子立ち上がりテストと等速性下肢筋力および筋
パワーとの関係. 国際医療福祉大学リハビリテーション学部紀要, 2005, 1: 1-10.

柳澤信夫：パーキンソン病―診断と治療―. 金原出版, 東京, 2000, 2-9.

山口拓, 吉岡充弘：不安関連行動の評価法. 日薬理誌, 2007, 130（2）: 105-111.

山崎裕司, 大森圭貢, 青木詩子・他：市販　体重計を用いた脚伸展筋力の測定. PTジャーナル,
1998, 32（7）: 542- 543.

山永裕明：パーキンソン病の理解とリハビリテーション. 三輪書店, 東京, 2000, 2-5.

山本哲生, 山崎裕司, 門田裕一・他：等尺性膝伸展筋力が30秒椅子立ち上がりテスト成績に与え
る影響－高齢整形外科疾患患者における検討. 高知県理学療法, 2009, 16: 23-27.

山本美江子, 進俊夫, 中園敬生・他：地域高齢女性に対する運動プログラムの効果. 産業医科大学
雑誌, 2005, 27（4）: 339-348.

吉村茂和, 田口孝行：片脚伸展筋力の測定. 理学療法学, 1995, 22（8）: 443- 448.

Van Mechelen W, Twisk J, Molendijk A, et al.: Subject-related risk factors for sports
injuries: a 1-yr prospective study in young adults. Med Sci Sports Exerc, 1996, 28(9):
1171-1179.

Verheyden G, Vereeck L, Truijen S, et al: Trunk performance after stroke and the
relationship with balance, gait and functional ability. Clin Rehabil, 2006, 20(5): 451-
458.

Wikholm JB, Bohannon RW: Hand-held dynamometer measurements: Tester strength
makes a differen. JOSPT, 1991, 13(4): 191-198.

Wiles CM, Karni Y: The measument of muscle strength in patients with peripheral
nellromuscular disorder. sJ Neurol Neurosurg Psychiatry, 46(11): 1006- 1013.

Williams A, Richard WB: Discharge function and length of stay for patients with
stroke are predicted by lower extremity muscle force on admission to rehabilitation.
Neurorehabil Neural Repair, 2001, 15(2): 93-97.

虚弱高齢者の下肢機能評価に関する研究
Frail CS-10と座位での下肢荷重力測定法の開発

2021年1月18日　初版発行

著　者　村田　伸
発行所　学術研究出版
　　　　〒670-0933　兵庫県姫路市平野町62
　　　　TEL. 079 (222) 5372　FAX. 079 (244) 1482
　　　　https://arpub.jp
印刷所　小野高速印刷株式会社
©Shin Murata 2021, Printed in Japan
ISBN978-4-910415-13-0